LIBRO DE COCINA DE LA DIETA DASH

Plan De Comidas De 21 Días De La Dieta Mediterránea Dash Para Mejorar Su Salud Y Perder Peso Con Recetas Fáciles Y Rápidas. Con Más De 125 Deliciosas Recetas.

Por Amber Rossi

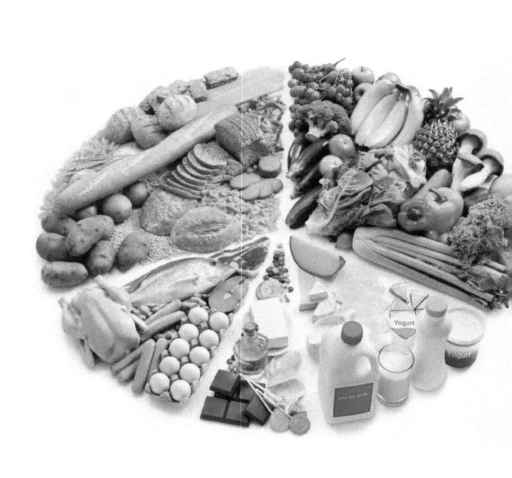

ÍNDICE DE CONTENIDOS

Introducción

La dieta DASH es una forma ideal de reducir rápidamente la presión arterial mediante la corrección de los malos hábitos alimentarios. Aunque el enfoque muestra un plan de alimentación mucho más saludable, sigue siendo importante no comer en exceso. Si estás planeando seguir la dieta DASH para perder peso, puedes ser un poco más flexible con tus alimentos, pero querrás ser más estricto con tus calorías.

En el plazo de 2 semanas debería ver una mejora en sus cifras de presión arterial y potencialmente alguna pérdida de peso. Asegúrate de mantenerte hidratado para eliminar el exceso de sodio.

El potasio, el magnesio, el calcio y los cereales integrales son importantes en el enfoque DASH, así que intenta encontrar alimentos ricos en estos nutrientes. Aléjate del azúcar y la sal añadidos en la medida de lo posible.

La razón por la que el enfoque DASH tiene tanto éxito en tan poco tiempo es que se está asegurando de que su cuerpo tiene los nutrientes que necesita y evitando los productos que agravan el problema. No te olvides de planificar con antelación los momentos en los que podrías considerar picar algo.

Recuerde que el enfoque DASH no consiste en negarle ninguno de los alimentos que desea, sino simplemente en hacer elecciones o versiones más saludables de los mismos. Si tiene un día en el que no ha sido estricto, no se preocupe. Un día de trampa le hace bien a todo el mundo, pero trate de no hacerlo con demasiada frecuencia.

El ejercicio y un estilo de vida saludable también forman parte del enfoque DASH, si estás ajustando tu dieta, ¿por qué no ajustar también otras cosas que pueden tener un gran impacto en tus números?

Incluso si no sigues los planes de comidas, esperamos que hayas obtenido suficiente información para aprender más sobre la dieta DASH y lo que deberías hacer para formar la tuya. Con toda esta información seguro que verás una rápida mejora en tus números.

Chapter 1: ¿Qué es la dieta DASH?

Seguro que has pasado por dietas en tu vida. Si no es tu caso, habrás conocido a personas que comienzan una dieta con entusiasmo, para luego llegar a una meseta y abandonarla por frustración y retomar sus hábitos alimenticios poco saludables. ¿Te preguntas en qué consiste la dieta DASH? Es una dieta única en su género, diseñada específicamente para reducir los niveles de presión arterial en las personas. La hipertensión, o presión arterial alta, es uno de los mayores asesinos silenciosos de este siglo.

La dieta DASH es rica en frutas, verduras, cereales integrales y productos lácteos bajos en grasa. No hace hincapié en la privación, sino en la adaptación. La dieta DASH pretende cambiar la forma en que las personas ven la comida, educarlas sobre su cuerpo y enseñarles a tomar decisiones saludables y sostenibles.

La dieta DASH se creó para cambiar vidas cambiando estilos de vida. A diferencia de otras dietas más restrictivas, la dieta DASH se diseñó para que fuera accesible y se incorporara fácilmente a la vida de las personas. En su mayor parte, no es necesario comprar en tiendas de comestibles especiales ni pasar por agonizantes períodos de transición; sólo hay que empezar a ajustar los patrones de alimentación, paso a paso.

Los fundamentos de la dieta DASH son sencillos: Coma más frutas, verduras, cereales integrales y proteínas magras, y coma menos grasas saturadas, sal y dulces. Es un enfoque de sentido común para la salud que realmente funciona.

Por qué funciona la dieta DASH

La dieta DASH funciona porque es un estilo de vida que puede mantenerse fácilmente, no una dieta tradicional. La palabra "dieta" evoca pensamientos de privación temporal, pero la dieta DASH es todo lo contrario. Su objetivo es educar a los individuos sobre cómo pueden llevar a cabo una alimentación limpia o adecuada, a diario, para que construyan cuerpos sanos. En lugar de imponer controles estrictos sobre el contenido de los alimentos, como el número total de grasas, la dieta DASH sigue importantes reglas de elección de alimentos limpios. Cuando las personas entienden las implicaciones de su toma de decisiones dietéticas diarias, es mucho más probable que elijan sabiamente. Por lo tanto, es fácil adoptar la dieta DASH.

El objetivo final de la dieta DASH es reducir la ingesta de alimentos perjudiciales y elegir sustitutos saludables en su lugar. Cuando entiendes el daño que los alimentos malos hacen a tu cuerpo, te hace estar mucho menos interesado en comerlos. Y una vez que te alejes del exceso de grasa, colesterol, sodio y azúcar, te sorprenderá lo bien que te sientes. La mala alimentación pasa factura de muchas maneras, no sólo silenciosamente con la hipertensión y las enfermedades cardíacas, sino también exteriormente en su aspecto, nivel de energía y entusiasmo por la vida. Si se siente perezoso, piense en lo que comió por última vez. ¿Fue bueno para usted? ¿O malo? A menos que alimente su cuerpo con buena comida, éste le fallará. La dieta DASH no es un régimen dietético estricto, sino una nueva forma de ver, apreciar y consumir alimentos.

Los cereales, las verduras, las frutas, los productos lácteos bajos en grasa, las semillas, los frutos secos y la carne magra constituyen la base de la dieta DASH. Por lo tanto, no hay restricciones estrictas, sólo beneficios sorprendentes. Además de ofrecerte una forma de adoptar hábitos alimenticios saludables, la dieta DASH es conocida principalmente por mostrar grandes resultados en la reducción de la presión arterial alta. Esta dieta es rica en varios minerales como el calcio, el zinc, el hierro, el manganeso y el potasio, y estos nutrientes ayudan principalmente a regular la presión arterial. Además, la dieta es baja en grasas saturadas y colesterol, pero proporciona una cantidad significativa de proteínas, que también pueden ayudar a las personas que sufren de presión arterial alta.

Conociendo el tipo de alimentos que constituyen la base de esta dieta, queda claro que también puede utilizarse para perder peso y el exceso de grasa. Seguir este tipo de dieta supone perder unas 500 calorías al día. Si se combina con el ejercicio, se conseguirá adelgazar rápidamente. Lo que apoya esto es también el hecho de que la dieta DASH, rica en proteínas y fibra, te mantiene saciado durante más tiempo y, por tanto, evita que comas en exceso y ganes peso.

La dieta DASH es una de las pocas dietas que pueden ayudarle a satisfacer sus necesidades diarias de potasio, que, además de contrarrestar el efecto de la sal para elevar la presión arterial, también ayuda a prevenir la osteoporosis. Esta dieta también proporciona cantidades suficientes de vitamina B 12, calcio y fibra, necesarios para el correcto metabolismo celular, la construcción y el mantenimiento de huesos fuertes, el mantenimiento de los niveles de azúcar en sangre y la prevención de la obesidad.

Plan de salud de la dieta DASH

Dieta Dash para la presión arterial alta/hipertensión

La ingesta diaria de sodio procedente de los alimentos debe estar entre 1500 y 2300 miligramos al día. Este último es el nivel más alto de sodio que es aceptable según el Programa Nacional de Educación sobre la Hipertensión Arterial. Esta es también la cantidad que recomiendan las Guías Alimentarias para los estadounidenses. 1500 miligramos es la cantidad ideal de sodio al día según el Instituto de Medicina. Este es el nivel al que debería aspirar eventualmente.

La presión arterial se reducirá gradualmente a medida que reduzca la cantidad de sodio que consume. Los menús DASH suelen contener 2300 miligramos de sodio para ayudar a reducir la presión arterial de forma gradual. Por término medio, la mayoría de los hombres consumen cerca de 4200 miligramos de sodio y las mujeres 3300 miligramos de sodio al día, lo que es significativamente superior a los niveles sugeridos.

La dieta DASH consiste en alimentos bajos en sodio adecuados para los pacientes que sufren de presión arterial. Con la dieta DASH, experimentará múltiples beneficios que pueden ayudarle a estabilizar sus niveles de presión arterial. Cuando se sigue una combinación de un plan de alimentación equilibrado y también se trabaja para reducir el contenido de sodio en los alimentos, se podrá prevenir el desarrollo de la presión arterial alta.

Dieta Dash para perder peso

La Dieta Dash ayuda efectivamente a recortar su peso por varios medios indirectos.

Aunque la dieta DASH no se centra en la reducción de calorías, llena la dieta con alimentos muy densos en nutrientes en lugar de ricos en calorías, lo que ayuda a perder algunos kilos.

Esta dieta es una forma estupenda de perder peso porque incorpora alimentos frescos e integrales y reduce los alimentos envasados y procesados que están llenos de calorías vacías. No sólo perderá peso, sino que tendrá más posibilidades de mantenerlo. DASH va más allá del recuento de calorías y le ayuda a establecer hábitos alimentarios sólidos que mejoran sus posibilidades de mantener un peso saludable.

Al seguir una dieta llena de verduras y frutas, consumirás mucha fibra, que también se cree que ayuda a perder peso.

Además, la dieta también controla el apetito, ya que los alimentos más limpios y nutritivos le mantendrán satisfecho durante todo el día. La reducción de la ingesta de alimentos contribuirá aún más a la pérdida de peso.

Pasos para la transición a la dieta DASH

El cambio de hábitos alimentarios debe hacerse de forma gradual. He aquí algunas sugerencias para ayudarle a hacer una transición fácil a la dieta DASH:

Lleva un diario y registra tus hábitos alimenticios. ¿Qué comes en el desayuno, la comida y la cena? ¿Con qué frecuencia comes entre horas y qué picas? A partir de tu diario, puedes averiguar en qué aspectos tienes que hacer cambios. Por ejemplo, añade una o dos tazas de verduras y frutas para ayudar a reducir el exceso de raciones de carne. Limita el sodio y el azúcar leyendo las etiquetas de información nutricional de los paquetes de alimentos.

Cuando haga la compra, elija productos "bajos en grasa", "sin grasa", "sin azúcar añadido", "sin colesterol" y otras versiones más saludables. Para las porciones de grano, elija granos integrales, como el pan de trigo integral y los cereales integrales.

Si te gusta la mantequilla o la margarina, reduce la cantidad que utilizas a la mitad y cambia a las versiones sin colesterol y bajas en sodio. Puedes utilizar especias como sustituto de la sal. Experimenta con diferentes hierbas si no estás seguro de su sabor. Algunos ejemplos de especias que puedes probar son el romero, la albahaca, la nuez moscada, el perejil, la salvia y el tomillo.

Chapter 2:   Beneficios de la dieta DASH

Ahora que hemos hablado de lo que es la dieta DASH y que ya tienes una visión general, vamos a hablar de sus beneficios para la salud. La dieta DASH tiene una serie de beneficios para la salud. A continuación se presentan algunas de las principales ventajas de seguir la dieta DASH:

Salud cardiovascular

La dieta DASH disminuye el consumo de carbohidratos refinados aumentando el consumo de alimentos ricos en potasio y fibra dietética (frutas, verduras y cereales integrales). Además, disminuye el consumo de grasas saturadas. Por lo tanto, la dieta DASH tiene un efecto favorable sobre su perfil lipídico y su tolerancia a la glucosa, lo que reduce la prevalencia del síndrome metabólico (SM) en las mujeres posmenopáusicas.

Los informes afirman que una dieta limitada a 500 calorías favorece una pérdida del 17% del peso corporal total en 6 meses en mujeres con sobrepeso. Esto reduce la prevalencia del SM en un 15%. Sin embargo, cuando esta dieta sigue las pautas de la dieta DASH, aunque los triglicéridos disminuyen de forma similar, la reducción del peso y la PA es aún mayor.

También reduce la glucemia y aumenta las HDL, lo que disminuye la prevalencia del SM en el 35% de las mujeres. Estos resultados contrastan con los de otros estudios, que han informado de que la dieta DASH sola, es decir, sin restricción calórica, no afecta a las HDL ni a la glucemia. Esto significa que los efectos de la dieta DASH sobre el SM se asocian principalmente a la mayor reducción de la PA y que, para obtener más cambios, sería necesario combinar la dieta con la pérdida de peso.

Útil para los pacientes con diabetes

También se ha demostrado que la dieta DASH ayuda a reducir los factores inflamatorios y de coagulación (proteína C reactiva y fibrinógeno) en pacientes con diabetes. Estos beneficios se asocian al aporte de antioxidantes y fibras, dado el elevado consumo de frutas y verduras que requiere la dieta DASH. Además, se ha demostrado que la dieta DASH reduce el colesterol total y el LDL, lo que reduce el riesgo cardiovascular estimado a 10 años. Los estudios epidemiológicos han determinado que las mujeres que se encuentran en el quintil más alto de consumo de alimentos según la dieta DASH tienen un riesgo entre un 24% y un 33% menor de sufrir eventos coronarios y un 18% menos de sufrir un evento cerebrovascular. Asimismo, un metaanálisis de seis estudios observacionales ha determinado que la dieta DASH puede reducir el riesgo de eventos cardiovasculares en un 20%.

Reducción de peso

Los estudios realizados asocian la dieta DASH, de forma aislada, con la reducción de peso. En algunos estudios, la reducción de peso fue mayor cuando el sujeto seguía la dieta DASH en comparación con una dieta isocalórica controlada. Esto podría estar relacionado con el mayor consumo de calcio y la menor densidad energética de la dieta DASH. Las directrices americanas para el tratamiento de la obesidad destacan que, independientemente de la dieta, la restricción calórica sería el factor más importante para reducir el peso.

Sin embargo, varios estudios han establecido una asociación entre (1) una mayor pérdida de peso y grasa en las dietas y (2) la restricción calórica y un mayor consumo de calcio. Los estudios también han observado una asociación inversa entre el consumo de lácteos y el índice de masa corporal (IMC). En pacientes obesos, se ha informado de que la pérdida de peso es un 170% mayor después de 24 semanas con una dieta hipocalórica con alto consumo de calcio.

Además, se informó de que la pérdida de grasa del tronco fue del 34% del total de la pérdida de peso, en comparación con sólo el 21% en una dieta de control. También se ha determinado que una ingesta de calcio de 20 mg por gramo tiene un efecto protector en las mujeres de mediana edad con sobrepeso. Esto equivaldría a 1275 mg de calcio para una dieta occidental de 1700 kcal. Se ha sugerido que la baja ingesta de calcio aumenta el nivel circulante de la hormona paratiroidea y de la vitamina D, que han demostrado aumentar el nivel de calcio citosólico en los adipocitos in vitro, cambiando el metabolismo de la lipólisis a la lipogénesis.

A pesar de estos informes, el efecto que el calcio aportado por la dieta tiene sobre el peso de las mujeres después de la menopausia es un tema controvertido. Un estudio epidemiológico ha observado que el estilo de vida sedentario y, en menor medida, la ingesta de calorías se asocian al aumento de peso tras la menopausia, aunque la ingesta de calcio no se asocia a ello. La ingesta media de calcio en este grupo de mujeres es de aproximadamente 1.000 mg, que sería baja, como se ha dicho anteriormente. Otro estudio realizado en mujeres posmenopáusicas muestra que la administración de suplementos de calcio y vitamina D en aquellas con una ingesta de calcio inferior a 1200 mg al día disminuye el riesgo de aumento de peso en un 11%.

En resumen, la dieta DASH es favorable, tanto en el control del peso como en la regulación de los depósitos de tejido graso, debido a su alto contenido en calcio (1200 mg/día). Al parecer, el aporte de calcio desempeña un papel fundamental en la regulación de la lipogénesis.

Ahora que hemos comprobado los innumerables beneficios de la dieta DASH, vamos a ver algunas de las recetas de la dieta DASH más deliciosas y únicas para todos los momentos del día.

Chapter 3: La importancia del peso saludable

Cuando pensamos en perder el peso que nos sobra, a menudo nos preguntamos qué objetivo debemos fijarnos. Pero lo ideal es establecer 6 libras como objetivo de pérdida de peso y hay que perderlo en 10 semanas. Aquí hay algunos consejos a tener en cuenta cuando se desea hacerlo.

-El primer consejo es comer un plato de verduras con cada comida. Escoge las mejores y más frescas y no las condimentes con ninguna sal o pimienta. Puedes probar una verdura de diferente color y cocinarla al vapor. Si se trata de una verdura blanda, intente comerla cruda. Verás que tu cuerpo se vuelve más sano con cada comida y tu paladar se acostumbrará a comer verduras con regularidad.

-Debes consumir media taza o tazón de frutos secos y semillas a diario. Puedes tomarlo dos veces si tu paladar te lo permite o limitarte a una sola taza al día. No debes consumir la variedad salada y puedes prepararla en casa con facilidad. Coloca 1 taza de almendras, 1 taza de anacardos y 1 taza de pistachos sin sal en una sartén y tuéstalo en seco. Deja que se enfríe y colócalo en un recipiente hermético. Debes comer al menos media taza de esto de forma regular.

-Debes limitar el consumo de carnes grasas. Hay que quitar la piel de las carnes para que sean aptas para la dieta. También hay que evitar las carnes ligeramente saladas, como el pescado. Hay que limpiar las carnes por fuera y cocinarlas bien para eliminar el contenido de sodio. Si desea utilizar caldo para cocinarla, debe utilizar sólo caldo casero que no contenga sodio.

Debes evitar los productos lácteos y de soja al menos durante las primeras 4 semanas de la dieta. Estos tienen la tendencia de aumentar el contenido de grasa de su cuerpo. Si estás demasiado acostumbrado a ellos, puedes sustituirlos por extractos de frutos secos como la leche y el yogur de frutos secos. Pero también debes limitarlos y consumirlos en cantidades moderadas.

-Tienes que eliminar a toda costa los alimentos basura y procesados de tu dieta. Tienen la tendencia de llenar tu cuerpo con todos los productos químicos innecesarios que pueden hacerte extremadamente insalubre. Trate de llegar a versiones más saludables de la dieta.

-Hay que beber al menos de 10 a 12 vasos de agua al día. Puedes llenar varias botellas y etiquetarlas. En cuanto termines la primera botella pasa a la siguiente y luego a la siguiente, etc.

-Hay que hacer ejercicio al menos 40 minutos al día. Los primeros 20 minutos deben ser de cardio duro y el resto pueden ser pesas o ejercicios de suelo. Tienes que mantenerlo lo más variado posible. Intenta hacer ejercicio al menos 4 días a la semana.

-Es posible que tengas que consumir algunos suplementos cargados de vitaminas y minerales cuando sigas una dieta y un régimen de ejercicios de este tipo. Deberías consultar a un dietista para ello y él o ella podría darte el consejo apropiado.

Estas son las diferentes cosas que debe hacer cuando desea perder este tipo de peso en 10 semanas. Tienes que comprarte una báscula de calidad y pesarte de vez en cuando para ver si estás en el camino correcto.

¿Por qué la dieta DASH favorece la pérdida de peso rápida?

Además de todos sus beneficios para la salud, la dieta DASH ayuda a perder peso de forma saludable. Esta es una de las principales razones de su popularidad. Aunque la dieta DASH no fue formulada principalmente para la pérdida de peso, como las dietas Atkins y Paleo, entre otras, si se acompaña de una rutina de ejercicios, puede facilitar la pérdida de peso rápida y saludable.

La ventaja de la dieta DASH es que ayuda a perder peso y, al mismo tiempo, tiene como objetivo la salud general. Abarca un enfoque sistemático de la ingesta de alimentos, centrándose en determinadas opciones alimentarias que ayudan a perder peso y evitando los alimentos que provocan un aumento de peso. También puede ayudar a dejar de tomar medicamentos para la presión arterial y la diabetes.

La dieta DASH incluye muchas verduras y frutas en sus planes de comidas. Las frutas y las verduras suelen tener pocas calorías, mucha fibra y son saciantes. Una bebida o un suplemento para adelgazar puede ayudarle a perder peso; sin embargo, no le saciará el hambre. Por lo tanto, es probable que coma con más frecuencia, por lo que su consumo de calorías aumentará.

La dieta incluye ciertos alimentos ricos en proteínas en cada comida o tentempié que también sacian, lo que evita las comidas intermedias o los bajones de azúcar en sangre debidos a un pico repentino de insulina.

Los planes de comidas de la dieta DASH no están sobrecargados de carbohidratos. Por lo general, los planes son bajos en alimentos con almidón y, en cambio, incluyen alimentos ricos en proteínas que evitan la degradación muscular y estimulan el metabolismo para una pérdida de peso más rápida.

Si necesita más información de la que aquí se recoge, hay una gran cantidad de libros, artículos y revistas disponibles en Internet que pueden proporcionarle planes y menús adicionales. Si se siguen rigurosamente, pueden ayudarle a conseguir los resultados deseados.

Chapter 4: Beneficios para la salud del consumo de grasas buenas

La dieta DASH tiene una serie de beneficios para la salud. A continuación se exponen algunas de las principales ventajas de seguir la dieta DASH:

Salud cardiovascular

La dieta DASH disminuye el consumo de carbohidratos refinados aumentando el consumo de alimentos ricos en potasio y fibra dietética (frutas, verduras y cereales integrales). Además, disminuye el consumo de grasas saturadas. Por lo tanto, la dieta DASH tiene un efecto favorable sobre su perfil lipídico y su tolerancia a la glucosa, lo que reduce la prevalencia del síndrome metabólico (SM) en las mujeres posmenopáusicas.

Los informes afirman que una dieta limitada a 500 calorías favorece una pérdida del 17% del peso corporal total en 6 meses en mujeres con sobrepeso. Esto reduce la prevalencia del SM en un 15%. Sin embargo, cuando esta dieta sigue las pautas de la dieta DASH, aunque los triglicéridos disminuyen de forma similar, la reducción del peso y la PA es aún mayor.

También reduce la glucemia y aumenta las HDL, lo que disminuye la prevalencia del SM en el 35% de las mujeres. Estos resultados contrastan con los de otros estudios, que han informado de que la dieta DASH sola, es decir, sin restricción calórica, no afecta a las HDL ni a la glucemia. Esto significa que los efectos de la dieta DASH sobre el SM se asocian principalmente a la mayor reducción de la PA y que, para obtener más cambios, sería necesario combinar la dieta con la pérdida de peso.

Útil para los pacientes con diabetes

También se ha demostrado que la dieta DASH ayuda a reducir los factores inflamatorios y de coagulación (proteína C reactiva y fibrinógeno) en pacientes con diabetes. Estos beneficios se asocian al aporte de antioxidantes y fibras, dado el elevado consumo de frutas y verduras que requiere la dieta DASH. Además, se ha demostrado que la dieta DASH reduce el colesterol total y el LDL, lo que reduce el riesgo cardiovascular estimado a 10 años. Los estudios epidemiológicos han determinado que las mujeres que se encuentran en el quintil más alto de consumo de alimentos según la dieta DASH tienen un riesgo entre un 24% y un 33% menor de sufrir eventos coronarios y un 18% menos de sufrir un evento cerebrovascular. Asimismo, un metaanálisis de seis estudios observacionales ha determinado que la dieta DASH puede reducir el riesgo de eventos cardiovasculares en un 20%.

Reducción de peso

Los estudios realizados asocian la dieta DASH, de forma aislada, con la reducción de peso. En algunos estudios, la reducción de peso fue mayor cuando el sujeto seguía la dieta DASH en comparación con una dieta isocalórica controlada. Esto podría estar relacionado con el mayor consumo de calcio y la menor densidad energética de la dieta DASH. Las directrices americanas para el tratamiento de la obesidad destacan que, independientemente de la dieta, la restricción calórica sería el factor más importante para reducir el peso.

Sin embargo, varios estudios han establecido una asociación entre (1) una mayor pérdida de peso y grasa en las dietas y (2) la restricción calórica y un mayor consumo de calcio. Los estudios también han observado una asociación inversa entre el consumo de lácteos y el índice de masa corporal (IMC). En pacientes obesos, se ha informado de que la pérdida de peso es un 170% mayor después de 24 semanas con una dieta hipocalórica con alto consumo de calcio.

Además, se informó de que la pérdida de grasa del tronco fue del 34% del total de la pérdida de peso, en comparación con sólo el 21% en una dieta de control. También se ha determinado que una ingesta de calcio de 20 mg por gramo tiene un efecto protector en las mujeres de mediana edad con sobrepeso. Esto equivaldría a 1275 mg de calcio para una dieta occidental de 1700 kcal. Se ha sugerido que la baja ingesta de calcio aumenta el nivel circulante de la hormona paratiroidea y de la vitamina D, que han demostrado aumentar el nivel de calcio citosólico en los adipocitos in vitro, cambiando el metabolismo de la lipólisis a la lipogénesis.

A pesar de estos informes, el efecto que el calcio aportado por la dieta tiene sobre el peso de las mujeres después de la menopausia es un tema controvertido. Un estudio epidemiológico ha observado que el estilo de vida sedentario y, en menor medida, la ingesta calórica se asocian con el aumento de peso tras la menopausia, aunque la ingesta de calcio no se asocia a ello. La ingesta media de calcio en este grupo de mujeres es de aproximadamente 1.000 mg, que sería baja, como se ha dicho anteriormente. Otro estudio realizado en mujeres posmenopáusicas muestra que la administración de suplementos de calcio y vitamina D en aquellas con una ingesta de calcio inferior a 1200 mg al día disminuye el riesgo de aumento de peso en un 11%.

En resumen, la dieta DASH es favorable, tanto en el control del peso como en la regulación de los depósitos de tejido graso, debido a su alto contenido en calcio (1200 mg/día). Al parecer, el aporte de calcio desempeña un papel fundamental en la regulación de la lipogénesis.

Ahora que hemos comprobado los innumerables beneficios de la dieta DASH, vamos a ver algunas de las recetas de la dieta DASH más deliciosas y únicas para todos los momentos del día.

Ingesta de grupos de alimentos Dash

Todos los planes DASH siguen aproximadamente este equilibrio entre los grupos.

Granos:

La única fuente de alimentos procesados en DASH son los cereales, pero éstos deben ser integrales para ajustarse a la dieta. El motivo es que tienen más fibra y afectan menos al azúcar en sangre. Lo que hay que buscar en la etiqueta es que sean integrales, cortados con acero y sin blanquear. Los cereales, la pasta, los panes y el arroz son fuentes de granos, pero algunos están más procesados que otros. Por ejemplo, la granola suele estar menos procesada que los cereales de maíz. También puedes probar otros sustitutos de los cereales, como la quinoa, que también tiene un alto contenido en proteínas. Una buena regla es mantenerse alejado de cualquier alimento envasado que parezca blanco. La pasta blanca, el pan blanco, la harina blanca, etc., han sido refinados y procesados, por lo que son esencialmente calorías vacías sin ninguna nutrición útil.

Verduras:

No todas las verduras son iguales. Procure comprarlas frescas o congeladas en lugar de en conserva, ya que suelen estar cargadas de sodio añadido. Evite las que vienen con salsas o sal añadida. Las verduras son una parte importante de DASH porque el cuerpo necesita fibra y vitaminas, pero también porque tienen menos calorías. Algunas verduras no están permitidas en DASH porque causan picos de azúcar en la sangre o no son lo suficientemente nutritivas. Las patatas blancas son un buen ejemplo de ello, ya que contienen mucho almidón que se metaboliza en azúcar puro. Su cuerpo metaboliza naturalmente los almidones en azúcares, por lo que podría estar consumiendo una dieta azucarada sin darse cuenta. En DASH se aconseja consumir verduras de hoja verde y crucíferas, así como comer una variedad de colores cuando sea posible.

Algunas verduras, como las alubias, son en realidad legumbres. Son perfectas para DASH porque tienen un alto contenido en proteínas y fibra sin ser productos animales ni estar procesados. Si utiliza judías enlatadas, busque que sean bajas en sodio y enjuáguelas antes de usarlas.

Lácteos:

Aunque muchos piensan que los lácteos forman parte de la ingesta de proteínas, en realidad son innecesarios. Cambiar los productos lácteos por los de frutos secos es un buen enfoque para los seguidores de DASH siempre que sea posible. Los lácteos están permitidos en DASH siempre que sean bajos en grasa y sin azúcares añadidos. Muchos de los productos lácteos bajos en grasa están enriquecidos con azúcar procesada para mejorar su sabor. Esto significa que, aunque el número de grasas es menor, el número de calorías es mayor debido al azúcar. El yogur es un buen ejemplo de ello. Los lácteos pueden ser una opción muy saciante, y también son una fuente complementaria de vitaminas D, B y A. Lee siempre los ingredientes de los productos lácteos y evita los que tengan hormonas añadidas.

Frutas:

Mientras que las frutas suelen agruparse con las verduras, el enfoque DASH las mantiene separadas porque hay que limitar su consumo. La mayoría de las frutas tienen un alto contenido en azúcares, lo que significa que hacen que el azúcar en sangre aumente rápidamente. No se permiten en absoluto durante la primera fase y sólo en una cantidad limitada durante la segunda. A pesar de que las frutas suelen estar llenas de nutrientes y fibra, la cantidad que tienen no equilibra los enormes niveles de fructosa y otros azúcares naturales. Muchas frutas procesadas también tienen azúcar añadido, lo que empeora la situación. Las frutas secas y enlatadas son un buen ejemplo de ello y deben evitarse por completo. Los zumos de frutas tampoco son recomendables, ya que son literalmente un cóctel de azúcares refinados.

Frutos de cáscara y semillas

Pueden ser el tentempié perfecto, ya que son ricos en grasas saludables y fibra. El problema de muchos frutos secos es que están salados. Esto los hace totalmente inadecuados para DASH. También hay que tener cuidado con el tamaño de la ración, ya que suelen ser alimentos muy calóricos. Las mantequillas de frutos secos son una gran alternativa a las mermeladas azucaradas y un tentempié ideal para incluir en DASH. Considere la posibilidad de hacerla usted mismo o de buscarla en la sección de alimentos naturales si no puede encontrarla sin aditivos. La mantequilla de cacahuete puede ser especialmente problemática, ya que muchas empresas añaden xilitol para mejorar el sabor.

Productos animales

Como has visto, es importante limitar los productos animales en DASH. Los productos de origen animal, como la carne, los huevos y los productos lácteos, contienen altas cantidades de colesterol y grasas saturadas, por lo que deben consumirse con moderación. Busque cortes más magros y productos alimentados con pasto siempre que sea posible. Una ración de cualquier producto animal debe limitarse a 3 onzas, lo que incluye el marisco. Evite los productos cárnicos procesados, como el jamón, ya que se les añade sal para mejorar el sabor y ayudar a su conservación. Es una buena idea comprar una rebanadora o hacer más a la hora de la cena para poder rebanar las carnes cocinadas en casa como sobras de la "charcutería" que sabes que no tienen sal añadida.

Grasas

Aunque técnicamente no es un grupo de alimentos, las grasas se añaden a menudo a los alimentos para mejorar el sabor o las utilizamos para cocinar. Los alimentos etiquetados como "sin grasa" a menudo no son más que un truco de marketing y pueden estar cargados de azúcar y tener muchas más calorías. El cuerpo y el cerebro necesitan grasa para funcionar, por lo que elegir grasas insaturadas como el aceite de aguacate o el aceite de coco en lugar de grasas más refinadas (canola) o animales (manteca de cerdo) es una opción mucho mejor. Puedes utilizar mantequilla de pasto para cocinar siempre que la incluyas en tu ración diaria de productos animales, lo mismo ocurre con el ghee. Evite los productos muy procesados, como los aceites vegetales, la margarina, la manteca, los aceites para freír y cualquiera que contenga grasas trans. La mayoría de las grasas trans son difíciles de procesar por el cuerpo y su consumo se ha relacionado fuertemente con el aumento de peso.

Chapter 5: Mejore sus resultados con el ejercicio

Todos sabemos que el ejercicio es saludable, pero ¿es absolutamente necesario para beneficiarse de la dieta DASH? Al contrario de lo que le dirán muchos defensores de la salud, hacer ejercicio no es necesario para todo el mundo. Depende de su propio estilo de vida. Si usted es una persona muy activa o tiene un trabajo que requiere mucho trabajo manual, lo más probable es que no tenga que esforzarse por hacer ejercicio. Por ejemplo, si trabajas en la construcción, salir de tu camino para hacer ejercicio sería un poco repetitivo ya que obtienes suficiente ejercicio trabajando. Sin embargo, si trabajas detrás de un escritorio, probablemente necesites tomar medidas proactivas para hacer ejercicio.

La verdad es que hacer ejercicio, en combinación con una dieta saludable, te dará más energía y te hará sentir mucho mejor. Hay muchos beneficios de hacer ejercicio que vamos a ver, pero recuerda que siempre debes tomarte las cosas con calma. No empieces a hacer ejercicios intensos inmediatamente. Tendrás que ir trabajando poco a poco.

El ejercicio ayuda a controlar el peso

El ejercicio le ayudará a controlar su peso debido a su poderoso impacto en el metabolismo. Evitará el aumento de peso excesivo y, al mismo tiempo, facilitará la pérdida de peso en primer lugar. La verdad es que aunque el ejercicio no es un requisito en la pérdida de peso, lo hace mucho más fácil.

Quemará calorías cuando esté activo. Cuanto más intensa sea la actividad, más calorías se quemarán. Aunque las visitas regulares al gimnasio son muy beneficiosas, algunas personas no pueden permitirse invertir el tiempo necesario para ser constantes, por lo que mi consejo es que encuentre formas de ser más activo que se adapten a su vida diaria. Más adelante, en este libro, explicaré algunos de estos métodos.

El ejercicio combate las enfermedades y otros problemas de salud

La dieta DASH está diseñada para ayudar a prevenir la hipertensión arterial, por lo que cabe destacar que el ejercicio puede potenciar su efecto. El ejercicio también ayuda a prevenir la hipertensión arterial y refuerza el sistema inmunitario. Además, ser activo aumentará su colesterol de lipoproteínas de alta densidad (HDL), también conocido como "colesterol bueno". También reduce los triglicéridos poco saludables, conocidos como "colesterol malo".

La mayoría de los médicos que prescriben la dieta DASH también animan a los pacientes a hacer ejercicio con regularidad. Es un poderoso golpe de dos!

Mantenerse activo también ayudará a prevenir otros problemas de salud como los accidentes cerebrovasculares, el síndrome metabólico e incluso la diabetes.

El ejercicio mejora el estado de ánimo

Si necesita un estímulo emocional, no tiene que buscar más que el ejercicio. Una breve sesión en el gimnasio o un paseo de 30 minutos mejorarán su estado de ánimo. Cuando se realiza una actividad física, se liberan una serie de sustancias químicas en el cerebro. Estas sustancias químicas le harán sentirse más feliz y relajado.

Además, el ejercicio le ayudará a sentirse mejor con su aspecto, por lo que aumenta su confianza. La autoestima es una parte importante de cualquier cambio de estilo de vida. Cuando empiezas a tener confianza en ti mismo, te resulta más fácil ser constante. Trabajarás más en estas mejoras.

El ejercicio es el mejor refuerzo de energía

Puede que se pregunte cómo es posible que la actividad física le proporcione más energía. Después de todo, hacer ejercicio produce fatiga, al menos eso es lo que cree la mayoría de la gente. La actividad regular proporcionará un impulso a su crecimiento muscular, por lo que le dará un impulso metabólico significativo. Por eso solemos tener más energía después de un gran entrenamiento.

El ejercicio permite que los tejidos se impregnen de oxígeno, lo que mejora el flujo sanguíneo. En resumen, le da mucha más energía a lo largo del día. Por eso es tan beneficioso hacer ejercicio por la mañana.

El ejercicio le ayudará a dormir mejor

Si tiene problemas para dormir por la noche, el ejercicio es la solución. Te ayuda a conciliar el sueño más rápidamente e incluso lo hace más profundo. Por eso las personas que tienen trabajos activos suelen dormir mejor. Su horario es consistente porque no tienen problemas para conciliar el sueño. Se sienten mejor y se despiertan antes.

Sin embargo, asegúrate de no hacer ejercicio demasiado cerca de la hora de acostarte. Estarás demasiado lleno de energía como para dormirte. En su lugar, la sesión nocturna debería tener lugar al menos 4 horas antes de acostarse.

El ejercicio es una experiencia divertida y social

Hay muchas maneras de disfrutar de los beneficios de la actividad física, muchas de las cuales son bastante agradables. Por lo tanto, no se limite a pasar horas en la cinta de correr o a recorrer el mismo camino todos los días. Intente realizar actividades que le gusten. Los deportes son una forma estupenda de hacer ejercicio mientras te diviertes. Las clases de baile también lo son.

Encuentra actividades que te hagan feliz. Así será más probable que sigas con ellas de forma constante. Si te aburres, prueba algo nuevo.

¿Con qué frecuencia debe hacer ejercicio?

En primer lugar, no hace falta que te desvíes de tu camino para ser más activo. Hay varias maneras de ser más activo. Estamos a punto de ver algunas de ellas, pero por el momento sólo tienes que entender que tendrás que aspirar a realizar al menos 100 minutos de actividad moderada cada semana.

Intente hacer pequeños cambios para que su cuerpo tenga la oportunidad de adaptarse y luego aumente ligeramente su actividad hasta alcanzar su objetivo final. Recomiendo al menos dos sesiones de entrenamiento con pesas de 30 minutos a la semana, ya que el aumento de la masa muscular supone un impulso metabólico permanente. En otras palabras, cuantos más músculos tenga, más calorías quemará su cuerpo a lo largo del día.

Formas sencillas de ser más activo

Es fácil dejarse llevar por nuestra vida cotidiana. Lo llamamos "ritmo rápido", pero para muchos, esta vida en la que todo es trabajo y nada de diversión consiste en estar sentado detrás de un escritorio. Si bien es cierto que hay mucho trabajo, no es precisamente un estilo de vida activo. Por eso es importante tomar medidas para añadir actividad física a nuestra vida cotidiana.

Los siguientes métodos son una forma sencilla de ser más activo en tu vida diaria. Empezarás a ser más consciente de estas pequeñas cosas y convertirás las tareas cotidianas en mini-ejercicios. Te sorprenderá lo bien que te sientes.

Caminar más

En lugar de conducir dos manzanas para recoger la última revista del quiosco, camina esas dos manzanas. Con esta sencilla decisión conseguirás un entrenamiento de 10-15 minutos sin tener que desviarte del camino. También puedes pasear mientras charlas con tu amigo. Cualquier cosa que te lleve a caminar más en lugar de quedarte sentado te ayudará a ser más activo.

Suba por las escaleras en lugar de utilizar el ascensor

¿Sabía que sólo cinco minutos subiendo las escaleras pueden quemar hasta 150 calorías? Si trabaja en un piso superior, empiece a subir las escaleras en lugar de coger el ascensor. Se trata de un pequeño cambio en el que no tiene que salirse de su camino para ser más activo. Si lo hace cinco veces por semana, puede quemar más de 700 calorías.

Limpiar más

No sólo es una sensación increíble tener la casa limpia, sino que limpiar puede quemar hasta 200 calorías por hora. Debería limpiar al menos una hora a la semana. Tener la casa limpia es motivador y estarás matando dos pájaros de un tiro. Tu casa estará limpia y estarás quemando 200 calorías cada semana sin ningún esfuerzo adicional.

Utiliza una cesta de la compra siempre que sea posible

Si sólo vas a hacer un viaje corto a la tienda, entonces deberías usar una cesta en lugar de un carrito. Para nosotros es automático coger el carrito, pero cuando usas una cesta, estás haciendo una sesión automática de levantamiento de pesas. En realidad, puede suponer un gran entrenamiento.

Aparcar más lejos

Mientras todos los demás luchan con uñas y dientes por esas plazas de aparcamiento cercanas, empieza a aparcar más lejos para que te veas obligado a caminar más. De hecho, ahorrarás mucho tiempo que habrías perdido buscando un aparcamiento cercano. Además, hará un pequeño ejercicio al caminar más lejos.

Empieza a jugar con tu mascota

No hace falta decirlo, pero si tienes un perro, tendrás que dar frecuentes paseos. Entonces, ¿por qué no dar un paso más y jugar con su amigo peludo? Los perros están llenos de energía y estarán encantados de jugar. Usted puede hacer un buen ejercicio mientras su perro se mantiene feliz. Puedes hacer lo mismo con tu gato. A ellos también les encanta jugar, pero normalmente tendrás que iniciarlo tú. Lo que quiero decir es que jugar con tu mascota es una forma increíblemente divertida de mantenerse activo.

Levántese al menos una vez cada hora

Es fácil perder la noción del tiempo mientras se trabaja detrás de un escritorio, así que pon una alarma para recordarte que debes levantarte cada hora. Debes caminar o estirarte durante un mínimo de dos minutos antes de volver a tu trabajo. También hay programas como Break Pal que no sólo te avisan de cuándo es el momento de levantarte, sino que te dan unas sencillas tareas que debes realizar antes de volver a sentarte.

Lo que trato de decir aquí es que las pequeñas adiciones a su rutina pueden marcar una gran diferencia. Estos cambios harán que no tenga que salir de su camino para hacer ejercicio para ser más activo. Una vez que establezcas nuevos hábitos, se convertirán en una parte automática de tu rutina diaria.

Ejercicios para mejorar la dieta DASH

Para aquellos que quieran mejorar la dieta DASH aún más, entonces querrán incluir algunos ejercicios en su rutina diaria. Veremos algunos de los mejores entrenamientos para incluir mientras se hace la dieta DASH.

Ejercicio aeróbico

Los ejercicios aeróbicos mejoran la circulación y ayudan a reducir la presión arterial, por lo que son la mejor forma de ejercicio para combinar con la dieta DASH. Además, le ayudarán a controlar la fuerza con la que su corazón bombea la sangre y a reducir el riesgo de diabetes de tipo 2. Incluso si ya tiene diabetes, el ejercicio aeróbico ayudará a su cuerpo a controlar los niveles de glucosa.

Frecuencia: Debes procurar hacer ejercicio al menos 120 minutos a la semana.

Ejemplos de ejercicio aeróbico

- Caminando
- Corriendo
- Natación
- Ciclismo
- Deportes
- Saltar la cuerda

Entrenamiento de fuerza

El entrenamiento de fuerza tendrá un efecto más específico en la composición de su cuerpo. Las personas que arrastran un gran exceso de grasa encontrarán que el entrenamiento de fuerza es bastante beneficioso para sus esfuerzos de pérdida de peso. Además, los estudios han demostrado que la combinación de ejercicio aeróbico y entrenamiento de fuerza reduce los niveles de colesterol malo y aumenta los niveles de colesterol bueno.

Frecuencia: Los entrenamientos de fuerza deben realizarse al menos dos días a la semana, asegurándose de descansar al menos un día entre ellos.

Ejemplos de ejercicios de fuerza

- Halterofilia
- Curling
- Ejercicios con bandas de resistencia
- Flexiones
- Sentadillas
- Pull-ups

Chapter 6:   Recetas para el desayuno

Batido dulce de aguacate

Tiempo de preparación: 5 minutos

Tiempo de cocción: 0 minutos

Raciones: 2

Ingredientes:

2 tazas de cubitos de hielo

1 cucharadita de extracto de vainilla puro

1 ½ cucharaditas de estevia granulada 1 ½ tazas de leche descremada

1 ½ tazas de melocotones congelados

1 taza de yogur griego de vainilla

1 cucharada de linaza molida

1 aguacate, pelado y sin hueso

Direcciones:

Mezcle todos los ingredientes hasta que estén suaves y sírvalos fríos.

La nutrición:

Calorías: 323 Proteínas: 21 Gramos Grasa: 15 Gramos

Carbohidratos: 32 gramos Sodio: 142 mg Colesterol: 9 mg

Avena nocturna de canela y manzana

Tiempo de preparación: 8 horas y 15 minutos

Tiempo de cocción: 0 minutos

Raciones: 2

Ingredientes:

1 taza de avena arrollada old fashioned

2 cucharadas de semillas de chía - 1 ¼ taza de leche descremada

½ cucharada de canela molida

2 cucharaditas de miel cruda

½ cucharadita de extracto de vainilla puro

Una pizca de sal marina

1 Manzana, cortada en dados

Direcciones:

Divida las semillas de chía, la avena, la canela, la leche, la miel, la vainilla y la sal en tarros de cristal. Coloca las tapas y agita bien hasta que se combinen bien. Retira las tapas y añade la mitad de las manzanas cortadas en dados a cada tarro. Espolvorea con canela. Vuelve a tapar los tarros y refrigéralos toda la noche.

Nutrición: Calorías: 339 Proteínas: 13 Gramos Grasa: 8 Gramos

Carbohidratos: 60 gramos Sodio: 66 mg Colesterol: 3 mg

Muffins de arándanos

Tiempo de preparación: 20 minutos

Tiempo de cocción: 25 minutos

Porciones: 12

Ingredientes:

1 ¼ taza de harina de trigo integral

½ taza de avena arrollada Old Fashioned

1 cucharadita de bicarbonato de sodio

1 cucharadita de polvo de hornear

¼ de cucharadita de canela molida

¼ de cucharadita de sal marina fina

¼ de taza de aceite de oliva

¼ de taza de azúcar moreno

1 cucharadita de extracto de vainilla puro

2 Huevos, grandes

2/3 de taza de leche

1 taza de arándanos, frescos o congelados

8 Dátiles Medjool, sin hueso y picados

Direcciones:

Comienza calentando tu horno a 350, y luego forra un molde para muffins con forros.

Saque un bol y mezcle la avena, la harina, el bicarbonato, la levadura en polvo, la canela y la sal hasta que estén bien combinados.

Saca otro bol y bate el aceite de oliva y el azúcar moreno hasta que la mezcla quede esponjosa. Añade los huevos, un huevo cada vez, hasta que estén bien batidos, y luego añade la leche y el extracto de vainilla. Bate para combinar.

Vierta la mezcla de harina con los ingredientes húmedos, mezclando bien. Distribuya uniformemente la masa entre los moldes para magdalenas y hornee durante veinticinco minutos. Deja que se enfríe antes de guardarlo.

La nutrición:

Calorías: 180

Proteínas: 4 gramos

Grasa: 6 gramos

Carbohidratos: 30 gramos

Sodio: 172 mg

Colesterol: 35 mg

Magdalenas de yogur y plátano

Tiempo de preparación: 15 minutos

Tiempo de cocción: 25 minutos

Porciones: 4

Ingredientes:

3 plátanos grandes y triturados

1 cucharadita de bicarbonato de sodio - 1 taza de avena arrollada Old Fashioned

2 cucharadas de linaza molida - 1 taza de harina de trigo integral

¼ de taza de compota de manzana sin azúcar - ½ taza de yogur natural

¼ de taza de azúcar moreno - 2 cucharaditas de extracto de vainilla puro

Direcciones:

Empieza por poner el horno a 355 y saca una bandeja para magdalenas. Engrásala y saca un bol. Mezcla en un bol la linaza, la avena, el refresco y la harina. Tritura el plátano y añade el azúcar, la vainilla, el yogur y el puré de manzana. Incorpora la mezcla de avena, asegurándote de que esté bien combinada. No pasa nada si hay grumos. Reparte entre las bandejas de magdalenas y hornea durante veinticinco minutos. Sírvelos calientes.

Nutrición: Calorías: 316 Proteínas: 11,2 Gramos Grasa: 14,5 Gramos

Carbohidratos: 36,8 gramos Sodio: 469 mg Colesterol: 43 mg

Cuencos Qui noa de bayas

Tiempo de preparación: 15 minutos

Tiempo de cocción: 20 minutos

Raciones: 2

Ingredientes:

1 melocotón pequeño, en rodajas

2/3 + ¾ de taza de leche baja en grasa

1/3 de taza de quinoa cruda, bien enjuagada

½ cucharadita de extracto de vainilla puro

2 cucharaditas de azúcar moreno - 14 arándanos

2 cucharaditas de miel cruda

12 Frambuesas

Instrucciones: Comience a hervir la quinoa, la vainilla, 2/3 de taza de leche y el azúcar moreno juntos durante cinco minutos antes de reducirlo a fuego lento. Cocine durante veinte minutos. Caliente una sartén engrasada a fuego medio y añada los melocotones para asarlos durante un minuto por cada lado. Calienta los ¾ de taza de leche restantes en el microondas. Cocina la quinoa con un chorrito de leche, las bayas y los melocotones asados. No olvides rociar con miel antes de servirla.

Nutrición: Calorías: 435 Proteínas: 9,2 Gramos Grasas: 13,7 Gramos

Carbohidratos: 24,9 gramos Sodio: 141 mg Colesterol: 78 mg

Batido verde de piña

Tiempo de preparación: 5 minutos

Tiempo de cocción: 0 minutos

Raciones: 2

Ingredientes:

1 ¼ tazas de zumo de naranja

½ taza de yogur griego natural

1 taza de espinacas frescas

1 taza de piña congelada y troceada

1 taza de mango congelado y troceado

1 cucharada de linaza molida

1 cucharadita de estevia granulada

Direcciones:

Empiece por mezclar todo hasta que esté suave y luego sírvalo frío.

La nutrición:

Calorías: 213

Proteínas: 9 gramos Grasas: 2 gramos Hidratos de carbono: 43 gramos
Sodio: 44 mg

Colesterol: 2,5 mg

Batido de mantequilla de cacahuete y plátano

Tiempo de preparación: 5 minutos

Tiempo de cocción: 0 minutos

Porciones: 1

Ingredientes:

1 taza de leche descremada

1 cucharada de mantequilla de cacahuete natural

1 Plátano, congelado y en rodajas

Direcciones:

Comience por mezclar todo hasta que esté suave.

La nutrición:

Calorías: 146

Proteínas: 1,1 gramos

Grasa: 5,5 gramos

Carbohidratos: 1,8 gramos

Champiñón Fri ttata

Tiempo de preparación: 15 minutos

Tiempo de cocción: 10 minutos

Porciones: 4

Ingredientes: 4 chalotas picadas - 1 cucharada de mantequilla

2 cucharaditas de perejil fresco y picado - ½ libra de champiñones frescos y picados - 3 huevos

1 cucharadita de tomillo - 5 claras de huevo

¼ de cucharadita de pimienta negra

1 cucharada de Half & Half, sin grasa - ¼ de taza de queso parmesano rallado

Direcciones:

Empieza por poner el horno a 350, y saca una sartén. Engrásala con mantequilla, dejando que se derrita a fuego medio. Una vez que la mantequilla esté caliente, añada las chalotas. Cocínelas hasta que se doren, lo que debería llevar unos cinco minutos. Añada el tomillo, la pimienta, el perejil y las setas. Bata los huevos, las claras de huevo, el parmesano y la mitad y la mitad en un bol. Vierta la mezcla sobre los champiñones y cocine durante dos minutos. Transfiera la sartén al horno y hornee durante quince minutos. Córtelo en rodajas para servirlo caliente.

Nutrición: Calorías: 391 Proteínas: 7,6 Gramos Grasas: 12,8 Gramos

Carbohidratos: 31,5 gramos Sodio: 32 mg Colesterol: 112 mg

Tortilla de queso

Tiempo de preparación: 10 minutos

Tiempo de cocción: 10 minutos

Porciones: 4

Ingredientes:

4 Huevos

4 tazas de floretes de brócoli

1 cucharada de aceite de oliva

1 taza de claras de huevo

¼ de taza de queso cheddar reducido en grasa

¼ de taza de romano rallado

¼ de cucharadita de sal marina fina

¼ de cucharadita de pimienta negra

Spray de cocina según sea necesario

Direcciones:

Empieza calentando el horno a 350, y luego cuece el brócoli al vapor sobre agua hirviendo de cinco a siete minutos. Debe estar tierno.

Triturar el brócoli en trozos pequeños, y luego mezclarlo con sal, pimienta y aceite de oliva.

Saca una bandeja para magdalenas y engrásala con spray de cocina. Reparte el brócoli entre los moldes y saca un bol.

En el bol batir los huevos con la sal, la pimienta, las claras y el parmesano.

Vierta la masa sobre el brócoli y luego cubra con queso. Hornea durante dos minutos antes de servirlo caliente.

La nutrición:

Calorías: 427

Proteínas: 7,5 gramos

Grasa: 8,6 gramos

Carbohidratos: 13 gramos

Sodio: 282 mg

Colesterol: 4,2 gramos

Congee de jengibre

Tiempo de preparación: 10 minutos

Tiempo de cocción: 1 hora

Porciones: 1

Ingredientes:

1 taza de arroz blanco de grano largo y enjuagado

7 tazas de caldo de pollo

1 pulgada de jengibre, pelado y cortado en rodajas finas

Cebolla verde en rodajas para decorar

Aceite de semillas de sésamo para adornar

Direcciones:

Empieza hirviendo el jengibre, el arroz y la sal en una olla. Déjalo cocer a fuego lento y redúcelo a fuego lento. Remuévalo suavemente y déjelo cocer durante una hora. Debe quedar espeso y cremoso.

Adorne rociando con aceite de sésamo y sirva caliente.

La nutrición:

Calorías: 510

Proteínas: 13,5 gramos

Carbohidratos: 60,7 gramos

Grasa: 24,7 gramos Sodio: 840 mg Colesterol: 0 mg

Huevos fundidos

Tiempo de preparación: 10 minutos

Tiempo de cocción: 10 minutos

Raciones: 2

Ingredientes:

1 cucharadita de aceite de oliva

2 panecillos ingleses, integrales y partidos

4 cebollas, cortadas en rodajas finas

8 Claras de huevo batidas

¼ de cucharadita de sal marina fina

¼ de cucharadita de pimienta negra

½ taza de queso suizo rallado y reducido en grasas

½ taza de tomates de uva, cortados en cuartos

Direcciones:

Poner el horno en la posición de asado y colocar los panecillos ingleses en una bandeja para hornear. Asegúrese de que el lado dividido esté hacia arriba. Asa durante dos minutos. Deben dorarse en los bordes.

Saca una sartén y engrásala con aceite. Colócala a fuego medio y cocina las cebolletas durante tres minutos.

Bata las claras de huevo con sal y pimienta y viértalas sobre las cebolletas.

Cocinar durante un minuto más, removiendo suavemente.

Unte los panecillos con esto, y cubra con el resto de las cebolletas si lo desea, el queso y los tomates. Asar durante 1 minuto y medio más para derretir el queso y servir caliente.

La nutrición:

Calorías: 212

Proteínas: 5,3 gramos

Grasa: 3,9 gramos

Carbohidratos: 14,3 gramos

Sodio: 135 mg

Colesterol: 0 mg

Tortitas esponjosas para el desayuno

Tiempo de preparación: 10 minutos

Tiempo de cocción: 10 minutos

Raciones: 2

Ingredientes:

Huevos - 1

Mantequilla derretida - 2 cucharadas

Vinagre blanco - 2 cucharadas

Leche - 3/4 de taza

Harina para todo uso - 1 taza

Polvo de hornear - 1 cucharadita

Bicarbonato de sodio - 1/2 cucharadita

Azúcar blanco - 2 cucharadas

Sal - 1/2 cucharadita

Spray de cocina

Direcciones:

Empieza mezclando leche y vinagre en un bol y deja la solución durante 5 minutos hasta que se vuelva "agria".

Batir el huevo y la mantequilla juntos en la emulsión de leche "agria".

Añade la harina común, la levadura en polvo, el bicarbonato, el azúcar y la sal en un bol aparte.

Tomar todo el componente húmedo y mezclarlo con la emulsión de harina. Batir la mezcla hasta que se convierta en una pasta homogénea.

Coge una sartén y caliéntala a fuego medio. Ahora cubra la sartén con aceite en aerosol.

Poner 1/4 de taza de la pasta en una sartén y cocinarla bien. Usar una espátula para dar la vuelta al pastel y cocinar hasta que se vuelva esponjoso y dorado.

Pasar las tortitas a un plato y decorar con la crema que se desee.

La nutrición:

Proteínas: 6,4 g

Carbohidratos: 32.7 g

Grasa: 8,2 g

Pan de calabacín esponjoso

Tiempo de preparación: 20 minutos

Tiempo de cocción: 1 hora

Porciones: 24

Ingredientes:

Harina blanca multiuso - 3 tazas

Sal - 1 cucharadita

Bicarbonato de sodio - 1 cucharadita

Polvo de hornear - 1 cucharadita

Canela (molida) - - 1 cucharadita

Huevos - 3

Aceite vegetal - 1 taza

Azúcar - 2 1/4 tazas

Extracto de vainilla - 3 cucharaditas

Calabacín (rallado) - 2 tazas

Nueces (picadas) - 1 taza

Direcciones:

Comience por precalentar el horno a 325 grados F (165 grados C).

Ahora engrase dos sartenes de 9 x 5 pulgadas o sartenes estándar con aceite de cocina.

Enharinar los moldes engrasados y retirar la harina de acceso.

Mezclar la harina con la sal, la levadura en polvo, el bicarbonato y la canela molida.

En un recipiente aparte, tome los huevos, el aceite vegetal, el azúcar y el extracto de vainilla y bata todos los ingredientes.

Añadir la mezcla de harina seca en la solución de crema y batir hasta que se convierta en una pasta espesa.

Rallar dos tazas de calabacín.

Añadir el calabacín rallado y las nueces picadas en la pasta y remover hasta que todos los ingredientes estén bien combinados en la pasta de harina.

Ahora vierta la masa en los moldes engrasados y hornee durante al menos 40 a 60 minutos. Utilice un comprobador si es necesario.

Deje que el pan se enfríe en la sartén hasta que esté lo suficientemente firme como para sacarlo.

Cortar en rebanadas una vez que el pan esté completamente frío.

Guarde el resto en la nevera.

La nutrición:

Proteínas: 3,3 g

Carbohidratos: 32.1 g

Grasa: 13,1 g

Quiche de espinacas sin corteza

Tiempo de preparación: 20 minutos

Tiempo de cocción: 30 minutos

Porciones: 6

Ingredientes:

Aceite vegetal - 1 cucharada

Cebolla picada - 1

Espinacas picadas congeladas - 10 onzas/1 paquete

Huevos - 5

Queso Muenster (rallado) - 3 tazas

Sal - 1/4 cucharadita

Pimienta negra (molida) - 1/8 cucharadita

Direcciones:

Comience por precalentar el horno a 350 grados F (175 grados C).

Ahora engrase un molde de 9 x 5 pulgadas o cualquier molde estándar con aceite de cocina.

Picar la cebolla y retirar las espinacas congeladas en un colador. Exprime las espinacas para eliminar toda la humedad o agua sobrante.

Caliente aceite vegetal en una sartén grande y añada la cebolla picada. Cocinar las cebollas hasta que se vuelvan blandas o tengan un color dorado claro.

Añade las espinacas escurridas y remueve hasta que la humedad se evapore y remueva la mezcla.

Poner los huevos en un cuenco fresco y batirlos. Añadir sal, queso y pimienta en él.

Ahora tome la mezcla de espinacas y añádala a la solución de huevos batidos y remueva hasta que todo esté bien mezclado.

Verter la mezcla en el molde engrasado y hornear durante 30 minutos.

Deje el plato hasta que se enfríe y sirva cortando en rodajas a su gusto

La nutrición:

Proteínas: 20,4 g

Carbohidratos: 4.8 g

Grasa: 23,7 g

Tostada francesa amistosa

Tiempo de preparación: 10 minutos

Tiempo de cocción: 20 minutos

Porciones: 12

Ingredientes:

Harina para todo uso - 1/4 de taza

Leche - 1 taza

Sal - 1/2 cucharadita

Huevos - 3

Canela (molida) - 1/2 cucharadita

Extracto de vainilla - 1 cucharadita

Azúcar - 1 cucharada

Pan - 12 rebanadas

Instrucciones: Poner la harina común en un bol y añadir la leche, los huevos, la sal (según el gusto) y la canela molida, el extracto de vainilla y el azúcar. Batir la mezcla para hacer una pasta suave. Coger una sartén y calentarla ligeramente. Coger una rebanada de pan y empaparla completamente en la pasta. Repita esta operación con todas las rebanadas. Ahora cocine cada rebanada de pan hasta que se dore por ambos lados. Sírvelas calientes con sirope de arce.

Nutrición: Proteínas: 4,8 g Hidratos de carbono: 19,4 g Grasa: 2,7 g

Crepes cotidianos

Tiempo de preparación: 10 minutos

Tiempo de cocción: 20 minutos

Porciones: 4

Ingredientes:

Harina para todo uso - 1 taza

Huevos - 2

Leche - 1/2 taza

Agua - 1/2 taza

Sal - 1/4 cucharadita

Mantequilla (derretida) - 2 cucharadas

Direcciones:

Comience por tomar la harina de uso general en un tazón de mezcla y o la leche, el agua, la sal, los huevos y batir juntos para hacer una pasta de funcionamiento.

Añadir la mantequilla derretida a la pasta.

Calentar una sartén a fuego medio y añadir un cuarto de taza de la masa en ella.

Repartir la masa uniformemente en la sartén y dejar que la crepe se cocine por ambos lados. Servir caliente.

Nutrición: Proteínas: 7,4 g Hidratos de carbono: 25,5 g Grasa: 9,2 g

Cazuela de jamón con queso Hash Brown

Tiempo de preparación: 15 minutos

Tiempo de cocción: 1 hora

Porciones: 12

Ingredientes:

Patatas hachís (paquete congelado) - 1

Dados de jamón (cocido) - 8 onzas

Crema de patata (condensada) - 2 latas

Nata agria - 1

Queso Cheddar (rallado) - 2 tazas

Queso parmesano (rallado) - 1 1/2 tazas

Direcciones:

Comience por precalentar el horno a 375 grados F (190 grados C).

En un tazón fresco, tome la mezcla congelada de papas hash browns, el jamón cocido en cubos, el queso cheddar rallado, la crema agria y la crema de papa condensada. Mezcla todos los ingredientes de manera uniforme. Ahora engrasa una fuente de horno grande de 9x13 pulgadas y extiende la mezcla en ella. Espolvorea el queso parmesano rallado para cubrir la mezcla de manera uniforme en la fuente de horno. Hornee la fuente durante una hora hasta que tenga un color marrón claro. Servir caliente con la guarnición de queso parmesano.

Nutrición: Proteínas: 14,4 g Hidratos de carbono: 29,7 g Grasa: 27,2 g

Gofres de bafle

Tiempo de preparación: 10 minutos

Tiempo de cocción: 15 minutos

Porciones: 5

Ingredientes::

Harina de uso general - 2 tazas

Sal - 1 cucharadita

Polvo de hornear - 4 cucharaditas

Azúcar - 2 cucharadas

Huevos - 2

Leche (caliente) - 1 1/2 tazas

Mantequilla (derretida) - 1/3 de taza

Extracto de vainilla - 1 cucharadita

Direcciones:

Empiece por precalentar la gofrera a la temperatura deseada.

Ahora coge un bol grande nuevo y añade dos tazas de harina para todo uso, una cucharadita de sal, cuatro cucharaditas de levadura en polvo y dos cucharaditas de azúcar.

Revuelve todos los ingredientes de la mezcla y resérvala.

Ahora tome un tercio de taza de mantequilla y derrítala.

Ahora, en un bol nuevo, coge dos huevos y mézclalos con la leche caliente, la mantequilla derretida y una cucharadita de extracto de vainilla.

Vierta la mezcla en la mezcla de harina y bátala bien para crear una masa espesa.

Ahora engrasa la plancha de gofres precalentada y vierte la masa de manera uniforme en ella.

Cierre la gofrera y cocine hasta que los gofres estén dorados y crujientes.

Cubra el gofre con nata montada, sirope de arce o fruta de su elección y sírvalo caliente.

La nutrición:

Proteínas: 10,2 g

Carbohidratos: 47.6

Grasa:16,2

Pan de plátano con crema agria

Tiempo de preparación: 10 minutos

Tiempo de cocción: 1 hora

Porciones: 32

Ingredientes:

Azúcar - 3 tazas

Canela (molida) - 1 cucharadita

Mantequilla - 3/4 de taza

Huevos - 3

Plátanos maduros (triturados) - 6

Nata agria - 1 envase

Extracto de vainilla - 2 cucharaditas

Canela (molida) - 2 cucharaditas

Sal - 1/2 cucharadita

Bicarbonato de sodio - 3 cucharaditas

Harina para todo uso - 4 1/2 tazas

Nueces picadas (opcional) - 1 taza

Direcciones:

Comience por precalentar el horno a 300 grados F (150 grados C).

Coge dos moldes grandes para pan y engrásalos uniformemente

Tome un tazón pequeño y agregue 1/4 de taza de azúcar blanco, 1 cucharadita de canela molida y revuélvalos.

Ahora coge la mezcla de canela y azúcar y espolvorea los moldes de pan engrasados.

Coge un bol nuevo y añade los plátanos maduros para triturarlos bien.

En un recipiente aparte, tome 3/4 de taza de mantequilla y tres tazas de azúcar blanco. Mézclelos bien.

Añadir tres huevos al mismo bol, los plátanos machacados y mezclarlos bien.

Ahora añada 16 onzas de crema agria, y dos cucharaditas de extracto de vainilla y dos cucharaditas de canela molida y revuélvalo bien.

Añadir media cucharadita de sal, tres cucharaditas de bicarbonato de sodio y cuatro tazas de harina común al bol. Remover para hacer una pasta. También puede añadir nueces a la pasta (opcional). Mézclelas bien con la masa. Ahora reparte la masa de manera uniforme en los moldes de pan grandes engrasados y hornea bien durante una hora.

Introducir un palillo en el centro de los moldes para comprobar si el pan está bien cocido. Cortar en rebanadas y servir. Poner el pan restante en la nevera.

Nutrición: Proteínas: 3,7 g Hidratos de carbono: 40,1 g Grasa: 10,4 g

Pan de canela al horno

Tiempo de preparación: 15 minutos

Tiempo de cocción: 35 minutos

Porciones: 15

Ingredientes:

Masa de galletas refrigerada - 3 paquetes

Azúcar - 1 taza

Canela (molida) - 2 cucharaditas

Margarina - 1/2 taza

Azúcar moreno - 1 taza

Nueces picadas (opcional) - 1/2 taza

Pasas - 1/2 taza

Direcciones:

Comience por precalentar el horno a 350 grados F (175 grados C).

Coge un molde para Bundt de 9 pulgadas de superficie dura y engrásalo bien con spray de cocina.

Ahora coge una taza de azúcar y dos cucharaditas de canela molida en una bolsa de plástico con cierre. Mézclalos bien.

Tome tres paquetes de masa de galletas refrigeradas y corte cada pieza de masa en cuartos pequeños.

Añadir al menos 8 trozos de masa de galleta picada en la mezcla de azúcar y canela.

Sellar la bolsa de plástico y agitar bien hasta que los trozos de masa queden uniformemente cubiertos por la mezcla de azúcar y canela.

Poner una capa de trozos recubiertos de azúcar y canela en el fondo del molde Bundt engrasado.

También puedes añadir nueces y pasas picadas sobre la capa para conseguir el sabor crujiente. Este paso es totalmente opcional.

Continuar con una capa de masa de azúcar y canela en el molde Bundt.

En una sartén se vierte media taza de margarina y una taza de azúcar moreno.

Cocinar la mezcla hasta que la margarina esté completamente derretida y se mezcle bien con el azúcar para formar una pasta espesa y suave. Deje que la mezcla hierva durante dos minutos.

Ahora vierta la mezcla de manera uniforme sobre la masa de galletas colocada dentro del molde Bundt.

Hornee el pan en el horno precalentado (350 grados F) durante 35 minutos hasta que esté hinchado y dorado.

Retirar el molde y dejar que el pan se enfríe en el Bundt durante al menos 10 minutos.

Una vez enfriado, dar la vuelta al molde y sacar el pan a un plato.

Nutrición: Proteínas: 5,3 g Hidratos de carbono: 61,5 g Grasa: 17,7 g

Panqueque de suero de leche

Tiempo de preparación: 15 minutos

Tiempo de cocción: 10 minutos

Porciones: 12

Ingredientes:

Harina de uso general - 3 tazas

Azúcar blanco - 3 cucharadas

Polvo de hornear - 3 cucharaditas

Bicarbonato de sodio - 1 1/2 cucharaditas

Sal - 3/4 de cucharadita

Suero de leche - 3 tazas

Leche - 1/2 taza

Huevos - 3

Mantequilla (derretida) - 1/3 de taza

Direcciones:

Comience por precalentar el a 200 grados F.

En un recipiente nuevo, tome tres tazas de harina de trigo, tres cucharadas de azúcar, tres cucharaditas de levadura en polvo, 1 1/2 cucharaditas de bicarbonato de sodio y 3/4 de cucharadita de sal y revuélvalo bien.

Tome un tazón fresco y agregue tres huevos grandes, tres tazas de suero de leche, 1/2 taza de leche y 1/3 de taza de mantequilla y revuélvalos bien.

Ahora vierta la mezcla en la masa de harina y mézclela bien hasta que la masa se vuelva ligeramente grumosa. Evite que quede demasiado fina o demasiado espesa.

Coge una sartén grande y caliéntala a fuego medio.

Pincelar la sartén con la mantequilla usando una escápula.

Utilice media taza de masa y viértala sobre la sartén caliente. Déle la vuelta a la masa con una espátula una vez que cada lado tenga un color dorado uniforme.

Retirar los pasteles en un plato y trasladarlos al horno precalentado para que se mantengan calientes.

Utilice la masa restante para hacer pasteles.

Una vez cocidos, servirlos golpeados con jarabe de arce o la pasta para untar de su elección.

La nutrición:

Proteínas: 7,2 g

Carbohidratos: 30.7 g

Grasa: 7,4 g

Tostadas con arándanos

Tiempo de preparación: 15 minutos

Tiempo de cocción: 1 hora y 15 minutos

Porciones: 10

Ingredientes:

Pan de un día - 12 rebanadas

Queso crema - 2 paquetes

Arándanos frescos - 1 taza

Huevos - 12

Leche - 2 tazas

Extracto de vainilla - 1 cucharadita

Jarabe de arce - 1/3 de taza

Azúcar blanco - 1 taza

Fécula de maíz - 2 cucharadas

Agua - 1 taza

Arándanos - 1 taza

Mantequilla - 1 cucharada

Direcciones:

Tome una bandeja para hornear de 9x13 pulgadas y engrásela uniformemente con aceite en aerosol.

Ahora corte 12 rebanadas de pan pequeño de un día en cubos de una pulgada cada uno.

Poner la mitad de los cubos de pan de molde en la bandeja de horno

Ahora corta dos paquetes de ocho once de queso cremoso en cubos de una pulgada y ponlos bien sobre la capa de cubos de pan dispuestos en la fuente de horno. Toma una taza de arándanos frescos y espolvoréalos sobre los cubos de pan sobre la crema de queso. Cubre los arándanos con el resto de los cubos de pan. Ahora coge un bol grande y fresco y rompe 12 huevos en él y bátelos bien. Añade dos tazas de leche, una cucharadita de extracto de vainilla y 1/3 de taza de sirope de arce en el bol con los huevos batidos. Ahora mezcla todos los ingredientes. Coge la mezcla y viértela uniformemente sobre la mezcla de pan en cubos. Asegúrese de que los cubos de pan estén bien sumergidos en la mezcla líquida. Ahora cubra la mezcla con un papel de aluminio y refrigere la mezcla durante toda la noche. Saque el bol de la nevera al menos media hora antes de hornear al día siguiente. Ahora precaliente el horno a 350 grados F (175 grados C). Poner el recipiente en el horno y hornear durante 30 minutos. Ahora retire el papel de aluminio de la fuente de horno y hornee durante otros 30 minutos. Ahora coge un cazo nuevo y añade una taza de azúcar, dos cucharadas de maicena y una taza de agua. Mezclar la solución y hervir sin dejar de remover la mezcla. Cocer durante al menos 3 minutos. Mezclar una taza de arándanos frescos con el almíbar calentado y cocer a fuego lento mientras los arándanos empiezan a reventar y dejar el color. Añadir una cucharada de mantequilla en la mezcla y verter la salsa de arándanos sobre las tostadas horneadas. Cortar en trozos y servir con jarabe de arce o con la salsa de arándanos.

Nutrición: Proteínas: 15,1 g Hidratos de carbono: 51.1 g Grasa: 24.8

Pan de calabaza con relleno

Tiempo de preparación: 15 minutos

Tiempo de cocción: 1 hora

Porciones: 36

Ingredientes:

Puré de calabaza en lata - 3 tazas

Aceite vegetal - 1 1/2 tazas

Azúcar - 4 tazas

Huevos - 6

Harina de uso general - 4 3/4 tazas

Polvo de hornear - 1 1/2 cucharaditas

Bicarbonato de sodio - 1 1/2 cucharaditas

Sal - 1 1/2 cucharaditas

Canela (molida) - 1 1/2 cucharaditas

Nuez moscada (molida) - 1 1/2 cucharaditas

Clavos (molidos) - 1 1/2 cucharaditas

Direcciones:

Comience por precalentar el horno a 350 grados F (175 grados C).

Ahora coge tres moldes de pan de 9x5 pulgadas y engrásalos con spray de cocina normal.

Rocíe uniformemente con harina común los moldes para panes engrasados y apártelos.

Ahora coge un bol grande y añade 6 huevos en él. Bátelos suavemente hasta formar una pasta.

Añadir tres tazas de puré de calabaza en lata, 1 ½ tazas de aceite vegetal y cuatro tazas de azúcar en el bol con los huevos batidos y mezclar bien para formar una pasta espesa.

Ahora toma un tazón grande y agrega 4 3/4 tazas de harina para todo uso, 1 ½ cucharadita de polvo para hornear, 1 ½ cucharadita de bicarbonato de sodio y 1 ½ cucharadita de sal, 1 ½ cucharadita de canela molida, 1 ½ cucharadita de nuez moscada y 1 ½ cucharadita de clavo molido.

Batir todos los ingredientes y añadirlos a la pasta de calabaza. Remover la mezcla hasta que quede uniformemente mezclada.

Ahora coloque la masa de manera uniforme en los moldes para panes engrasados.

Una vez hecho esto, introduzca los moldes engrasados en el horno precalentado y hornee durante al menos 50 minutos.

Utilice un palillo insertado en el centro de la fuente para comprobar si está bien cocido o no. Retira los moldes del horno y deja que se enfríe durante 15-20 minutos. Corta en rebanadas y sirve con crema de queso o frutos secos de tu gusto.

Nutrición: Proteínas: 3 g Hidratos de carbono: 36,8 g Grasa: 10,3 g

Tortitas vintage

Tiempo de preparación: 5 minutos

Tiempo de cocción: 15 minutos

Porciones: 8

Ingredientes: Harina común - 1 ½ tazas

Polvo de hornear - 3 ½ cucharaditas

Sal - 1 cucharadita - S ugar - 1 cucharada

Leche - 1 ¼ tazas - Huevo - 1

Mantequilla (derretida) - 3 cucharadas

Instrucciones: Comience por tomar 1 ½ tazas de harina para todo uso en un tazón grande y fresco. Agregue 3 ½ cucharaditas de polvo para hornear, 1 cucharadita de sal y 1 cucharadita de azúcar en el tazón de harina. Ahora crea un espacio en el centro de la mezcla de harina y vierte 1 ¼ tazas de leche, un huevo y tres cucharadas de mantequilla derretida. Mezcle todos los ingredientes hasta obtener una masa suave. Ahora coge una sartén mediana y caliéntala rociando un poco de aceite. Coge un cuarto de taza de la masa y extiéndela sobre la sartén media calentada. Extiende la masa de manera uniforme sin que queden grumos. Calienta el pastel hasta que los lados empiecen a dorarse. Dale la vuelta a la torta con una espátula cuando veas pequeñas burbujas en la superficie de la torta. Sirve las tortitas calientes con un topping de tu elección o con sirope de arce.

Nutrición: Proteínas: 4,5 g Hidratos de carbono: 21,7 g Grasa: 5,9 g

Pan de calabacín mimado

Tiempo de preparación: 20 minutos

Tiempo de cocción: 1 hora

Porciones: 24

Ingredientes:

Harina de uso general - 3 tazas

Sal - 1 cucharadita

Bicarbonato de sodio - 1 cucharadita

Polvo de hornear - 1 cucharadita

Canela (molida) - 3 cucharadas

Huevos - 3

Aceite vegetal - 1 taza

Azúcar normal - 2 ¼ tazas

Extracto de vainilla - 3 cucharaditas

Calabacín (rallado) - 2 tazas

Nueces (picadas) - 1 taza

Direcciones:

Comience por precalentar el horno a 325 grados F (165 grados C).

Ahora engrasa un molde estándar de 9 x 4 pulgadas con spray para cocinar.

Ahora rocíe harina para todo uso sobre los moldes. Retire la cantidad de harina que haya quedado.

Tome un tazón mediano fresco y agregue tres tazas de harina para todo uso, una cucharadita de sal, una cucharadita de bicarbonato de sodio, una cucharadita de polvo para hornear y tres cucharadas de canela molida.

Ahora coge un bol grande y fresco y rompe tres huevos en él.

Añada una taza de aceite vegetal al bol de los huevos junto con 2 ¼ tazas de azúcar normal y una cucharada de extracto de vainilla. Bata todos los ingredientes de la mezcla.

Ahora vierta la mezcla de harina multiuso en la mezcla de huevos batidos y revuelva bien para formar una pasta espesa de batido.

Rallar tres calabacines medianos, una taza de nueces picadas y añadir a la masa preparada de harina y remover bien.

Ahora vierta la masa de manera uniforme en los moldes preparados.

Introduce los moldes en el horno precalentado y hornea la fuente durante unos 50 minutos.

Utilice un palillo para comprobar si el plato está bien cocido.

Deje que el pastel se enfríe en el molde durante 20 minutos antes de retirarlo. Córtelo en las porciones que desee. Deje el pastel restante en la nevera.

Nutrición: Proteínas: 3,3 g Hidratos de carbono: 32,1 g Grasa: 13,1 g

Chapter 7: Recetas para el almuerzo

Quesadillas de camarones

Tiempo de preparación: 16 minutos

Tiempo de cocción: 5 minutos

Raciones: 2

Ingredientes:

Dos tortillas integrales

½ cucharadita de comino molido

4 hojas de cilantro - 3 oz. de camarones cocidos en cubos

1 tomate gordo sin semillas

¾ de taza de queso mozzarella rallado sin grasa

¼ de taza de cebolla roja picada

Instrucciones: En un tazón mediano, combine el queso mozzarella rallado y los camarones cocidos y calientes. Añada el comino molido, la cebolla roja y el tomate. Mezcle todo. Distribuya la mezcla uniformemente en las tortillas. Caliente una sartén antiadherente. Coloca las tortillas en la sartén y caliéntalas hasta que estén crujientes. Añade las hojas de cilantro. Dobla las tortillas. Presiona durante 1 o 2 minutos. Cortar las tortillas en cuñas. Servir inmediatamente.

Nutrición: Calorías: 99 Grasas: 9 g

Carbohidratos: 7,2 g Proteínas: 59 g Azúcares: 4 g Sodio: 500 mg

El sándwich de atún OG

Tiempo de preparación: 15 minutos

Tiempo de cocción: 5 minutos

Raciones: 2

Ingredientes:

30 g de aceite de oliva

1 pepino mediano pelado y cortado en dados

2 ½ g de pimienta

4 rebanadas de pan integral

85 g de cebolla picada

2 ½ g de sal

1 lata de atún aromatizado - 85 g de espinacas ralladas

Instrucciones: Coge tu batidora y añade las espinacas, el atún, la cebolla, el aceite, la sal y la pimienta, y pulsa durante unos 10 o 20 segundos. Mientras tanto, tuesta el pan y añade el pepino cortado en dados a un bol, en el que puedes verter la mezcla de atún. Mezcla con cuidado y añade la mezcla al pan una vez tostado. Corta por la mitad y sirve, mientras guardas el resto de la mezcla en la nevera.

Nutrición: Calorías: 302 Grasas: 5,8 g

Carbohidratos: 36,62 g Proteínas: 28 g Azúcares: 3,22 g Sodio: 445 mg

Mejillones fáciles de entender

Tiempo de preparación: 10 minutos

Tiempo de cocción: 10 minutos

Porciones: 4

Ingredientes:

2 libras de mejillones limpios

4 dientes de ajo picados

2 chalotas picadas

Limón y perejil

2 cucharadas de mantequilla

½ c. de caldo

½ c. de vino blanco

Instrucciones: Limpie los mejillones y quíteles las barbas Deseche los mejillones que no se cierren al golpearlos contra una superficie dura Ponga su olla en modo Saltear y añada la cebolla picada y la mantequilla Remueva y saltee las cebollas Añada el ajo y cocine durante 1 minuto Añada el caldo y el vino Cierre la tapa y cocine durante 5 minutos a presión ALTA Suelte la presión de forma natural durante 10 minutos ¡Sirva con una pizca de perejil y disfrute!

Nutrición: Calorías: 286 Grasas: 14 g

Carbohidratos: 12 g Proteínas: 28 g Azúcares: 0 g Sodio: 314 mg

Tilapia con espárragos y limón

Tiempo de preparación: 10 minutos

Tiempo de cocción: 10 minutos

Porciones: 4

Ingredientes:

3 cucharadas de zumo de limón

2 cucharadas de chile en polvo

2 cucharadas de aceite de oliva virgen extra

½ cucharadita de sal dividida

2 libras de espárragos cortados

½ cucharadita de ajo en polvo

1 libra de filetes de tilapia

Direcciones:

Ponga 1 pulgada de agua a hervir en una cacerola grande. Ponga los espárragos en una cesta de vapor, colóquelos en la cacerola, tápelos y cuézalos hasta que estén tiernos y crujientes, unos 4 minutos.

Pasar a un plato grande, extendiéndolo para que se enfríe.

Combine el chile en polvo, el ajo en polvo y ¼ de cucharadita de sal en un plato. Rebozar los filetes en la mezcla de especias para cubrirlos. Caliente el aceite en una sartén grande antiadherente a fuego medio-alto.

Añada el pescado y cocínelo hasta que esté opaco en el centro, dándole la vuelta a mitad de camino, y de 5 a 7 minutos en total.

Dividir en 4 platos. Añada inmediatamente el zumo de limón, el ¼ de cucharadita de sal restante y los espárragos a la sartén y cocine, removiendo constantemente, hasta que los espárragos se cubran y se calienten, unos 2 minutos.

Servir los espárragos con el pescado.

La nutrición:

Calorías: 211

Grasa: 10 g

Carbohidratos: 8 g

Proteínas: 26 g

Azúcares: 0,4 g

Sodio: 375,7 mg

Pescado en costra de parmesano

Tiempo de preparación: 5 minutos

Tiempo de cocción: 7 minutos

Porciones: 4

Ingredientes:

¾ cucharadita de jengibre molido

1/3 c. de pan rallado panko

Mezcla de verduras frescas para ensalada

¼ de taza de queso parmesano finamente rallado

1 cucharada de mantequilla

4 filetes de bacalao sin piel

3 c. de zanahorias en juliana

Direcciones:

Precaliente el horno a 450 ℉. Cubra ligeramente una bandeja para hornear con spray antiadherente para cocinar.

Enjuague y seque el pescado con palmaditas; colóquelo en una bandeja para hornear. Sazone con sal y pimienta.

En un tazón pequeño, mezcle las migas y el queso; espolvoree sobre el pescado.

Hornee, sin tapar, de 4 a 6 minutos por cada 1/2 pulgada de grosor de pescado, hasta que las migas estén doradas y el pescado se desmenuce fácilmente al probarlo con un tenedor.

Mientras tanto, en una sartén grande ponga 1/2 taza de agua a hervir; añada las zanahorias. Reduzca el fuego.

Cocinar, tapado, durante 5 minutos. Destape y cocine 2 minutos más. Añadir la mantequilla y el jengibre; mezclar.

Servir el pescado y las zanahorias con las verduras.

La nutrición:

Calorías: 216,4

Grasa: 10,1 g

Carbohidratos: 1,3 g

Proteínas: 29,0 g

Azúcares: 0,1 g

Sodio: 428,3 mg

Asado de ternera a la limón

Tiempo de preparación: 15 minutos

Tiempo de cocción: 6-8 horas

Porciones: 6

Ingredientes:

1 cucharada de romero fresco picado

½ taza de caldo de carne bajo en grasa y sodio

Pimienta negra recién molida

2 libras de carne magra asada

1 cebolla en rodajas

2 dientes de ajo picados

¼ c. de zumo de limón fresco

1 cucharadita de comino molido

Direcciones:

En una olla grande de cocción lenta, agregue todos los ingredientes y mezcle bien.

Poner la olla a fuego lento.

Tapar y cocinar durante unas 6-8 horas.

Nutrición: Calorías: 344 Grasas: 2,8 g

Carbohidratos: 18 g Proteínas: 32 g Azúcares: 2,4 g Sodio: 278 mg

Chuletas de cordero a la parrilla con hinojo y comino

Tiempo de preparación: 10 minutos

Tiempo de cocción: 15 minutos

Raciones: 2

Ingredientes:

¼ de cucharadita de sal

1 diente de ajo grande picado

1/8 de cucharadita de pimienta negra rota

¾ cucharadita de semillas de hinojo trituradas

¼ cucharadita de cilantro molido

4-6 chuletas de cordero en rodajas

¾ cucharadita de comino molido

Instrucciones: Recorte la grasa de las chuletas. Coloque las chuletas en un plato. En un bol pequeño, combine el ajo, las semillas de hinojo, el comino, la sal, el cilantro y la pimienta negra. Espolvorear la mezcla uniformemente sobre las chuletas; frotar con los dedos. Cubra las chuletas con papel de plástico y déjelas marinar en el frigorífico al menos 30 minutos o hasta 24 horas. Asar las chuletas en la rejilla de una parrilla sin tapar, directamente sobre las brasas medias, hasta que las chuletas tengan el punto de cocción deseado.

Nutrición: Calorías: 239 Grasas: 12 g

Carbohidratos: 2 g Proteínas: 29 g Azúcares: 0 g Sodio: 409 mg

Corazón de ternera

Tiempo de preparación: 40 minutos

Tiempo de cocción: 30 minutos

Porciones: 4

Ingredientes:

1 cebolla grande picada

1 c. de agua

2 tomates pelados y picados

1 corazón de ternera hervido

2 cucharadas de pasta de tomate

Direcciones:

Hervir el corazón de ternera hasta que esté medio hecho.

Saltear las cebollas con los tomates hasta que estén blandas.

Cortar el corazón de ternera en dados y añadirlo a la mezcla de tomate y cebolla. Añadir agua y pasta de tomate. Cocer a fuego lento durante 30 minutos.

Nutrición: Calorías: 138 Grasas: 3 g Carbohidratos: 0,1 g

Proteínas: 24,2 g

Azúcares: 0 g

Sodio: 50,2 mg

Brochetas de carne de res y plátano

Tiempo de preparación: 10 minutos

Tiempo de cocción: 15 minutos

Porciones: 4

Ingredientes:

2 plátanos maduros pelados y cortados en rodajas

2 cucharadas de vinagre de vino tinto

Gajos de lima

1 cucharada de aceite de cocina - 1 cebolla roja mediana en rodajas

12 oz. de solomillo de ternera deshuesado en rodajas

1 cucharada de condimento jerk jamaicano

Instrucciones: Retirar la grasa de la carne. Córtela en trozos de una pulgada. En un tazón pequeño, mezcle el vinagre de vino tinto, el aceite y el condimento jerk. Mezcle los cubos de carne con la mitad de la mezcla de vinagre. En las brochetas largas, ensarte alternativamente la carne, los trozos de plátano y los trozos de cebolla, dejando un espacio de 1/4 de pulgada entre los trozos. Unte los plátanos y los trozos de cebolla con el resto de la mezcla de vinagre. Coloque las brochetas en la rejilla de una parrilla sin tapar, directamente sobre las brasas. Ase durante 12 a 15 minutos o hasta que la carne esté al punto deseado, dándole la vuelta de vez en cuando. Sirva con trozos de lima.

Nutrición: Calorías: 260 Grasas: 7 g

Carbohidratos: 21 g Proteínas: 26 g Azúcares: 2,5 g Sodio: 358 mg

Olla de carne de vacuno

Tiempo de preparación: 10 minutos

Tiempo de cocción: 40 minutos

Raciones: 2

Ingredientes:

4 cucharadas de crema agria

¼ de cabeza de col rallada

1 cucharadita de mantequilla

2 zanahorias peladas y cortadas en rodajas

1 cebolla picada

10 oz. de solomillo de ternera hervido y cortado en rodajas

1 cucharada de harina

Direcciones:

Sofreír la col, las zanahorias y las cebollas en mantequilla.

Rocíe una olla con aceite en aerosol.

En capas, coloque las verduras salteadas, luego la carne de vacuno y después otra capa de verduras. Bata la crema agria con la harina hasta que esté suave y vierta sobre la carne. Tapar y hornear a 400F durante 40 minutos.

Nutrición: Calorías: 210 Grasas: 30 g

Carbohidratos: 4 g Proteínas: 14 g Azúcares: 1 g Sodio: 600 mg

Cheesy Black Bea n Wraps

Tiempo de preparación: 10 minutos

Tiempo de cocción: 5 minutos

Porciones: 6

Ingredientes:

2 cucharadas de chiles verdes picados

4 cebollas verdes, cortadas en dados

1 Tomate, cortado en dados

1 cucharada de ajo picado

6 Envoltorios de tortilla, integrales y sin grasa

¾ de taza de queso cheddar rallado

¾ de taza de salsa

1 ½ tazas de granos de maíz

3 cucharadas de cilantro fresco y picado

1 ½ taza de frijoles negros, enlatados y escurridos

Direcciones:

Mezcla los chiles, el maíz, los frijoles negros, el ajo, el tomate, la cebolla y el cilantro en un bol.

Calentar la mezcla en el microondas durante un minuto y remover durante medio minuto.

Extiende las dos tortillas entre toallas de papel y caliéntalas en el microondas durante veinte segundos. Calienta las tortillas restantes de la misma manera, y añade media taza de la mezcla de frijoles, dos cucharadas de salsa y dos cucharadas de queso por cada tortilla. Enróllalas antes de servir.

La nutrición:

Calorías: 341

Proteínas: 19 gramos

Grasa: 11 gramos

Carbohidratos: 36,5 gramos

Sodio: 141 mg

Colesterol: 0 mg

Risotto de rúcula

Tiempo de preparación: 10 minutos

Tiempo de cocción: 15 minutos

Porciones: 4

Ingredientes:

1 cucharada de aceite de oliva

½ taza de cebolla amarilla picada

1 taza de quinoa, enjuagada

1 diente de ajo picado

2 ½ tazas de caldo de verduras, bajo en sodio

2 tazas de rúcula picada y sin tallo

1 zanahoria, pelada y rallada

½ taza de champiñones Shiitake, en rodajas

¼ de cucharadita de pimienta negra

¼ de cucharadita de sal marina fina

¼ de taza de queso parmesano rallado

Direcciones:

Coge una cacerola y ponla a fuego medio, calentando el aceite. Cocina durante cuatro minutos hasta que las cebollas se ablanden, y luego añade el ajo y la quinoa. Cocina durante un minuto.

Añada el caldo y llévelo a ebullición. Redúzcalo a fuego lento y cueza durante doce minutos.

Añada la rúcula, los champiñones y las zanahorias, y cocine durante dos minutos más.

Añade sal, pimienta y queso antes de servir.

La nutrición:

Calorías: 288

Proteínas: 6 gramos

Grasa: 5 gramos

Carbohidratos: 28 gramos

Sodio: 739 mg

Colesterol: 0,5 mg

Berenjenas rellenas vegetarianas

Tiempo de preparación: 20 minutos

Tiempo de cocción: 15 minutos

Raciones: 2

Ingredientes:

4 onzas de judías blancas cocidas

1 cucharada de aceite de oliva

1 taza de agua

1 berenjena

¼ de taza de cebolla picada

½ taza de pimiento morrón picado

1 taza de tomates enlatados sin sal

¼ de taza de líquido de tomate

¼ de taza de apio picado

1 taza de champiñones frescos y cortados en rodajas

¾ de taza de pan rallado integral

Pimienta negra al gusto

Direcciones:

Precalentar el horno a 350, y luego engrasar una fuente de horno con spray de cocina.

Recorta la berenjena y córtala por la mitad a lo largo. Saca la pulpa con una cuchara, dejando una cáscara de un cuarto de pulgada de grosor.

Colocar las conchas en la fuente de horno con el lado cortado hacia arriba.

Añade el agua al fondo de la fuente y corta la pulpa de la berenjena en dados, dejándola a un lado.

Añade el aceite en una sartén de hierro, calentándolo a fuego medio.

Incorpore los pimientos, las berenjenas picadas y las cebollas con el apio, los champiñones, los tomates y el zumo de tomate.

Cocer durante diez minutos a fuego lento y luego añadir el pan rallado, las judías y la pimienta negra. Divida la mezcla entre las cáscaras de huevo.

Cubrir con papel de aluminio y hornear durante quince minutos. Servir caliente.

La nutrición:

Calorías: 334

Proteínas: 26 gramos

Grasa: 10 gramos

Carbohidratos: 35 gramos

Sodio: 142 mg

Colesterol: 162 mg

Tacos de verduras

Tiempo de preparación: 15 minutos

Tiempo de cocción: 15 minutos

Porciones: 4

Ingredientes:

1 cucharada de aceite de oliva

1 taza de cebolla roja picada

1 taza de calabaza amarilla de verano, cortada en dados

1 taza de calabacines verdes cortados en dados

3 dientes de ajo picados

4 tomates, sin semillas y picados

1 chile jalapeño sin semillas y picado

1 taza de granos de maíz frescos

1 taza de frijoles pintos enlatados, enjuagados y escurridos

½ taza de cilantro, fresco y picado

8 Tortillas de maíz

½ taza de salsa con sabor a humo

Direcciones:

Saque una cacerola y añada el aceite de oliva a fuego medio, y añada la cebolla. Cocine hasta que se ablande.

Añada la calabaza y el calabacín y cocine durante cinco minutos más.

Incorpore el ajo, los frijoles, los tomates, el jalapeño y el maíz. Cocine durante cinco minutos más antes de agregar el cilantro y retirar la sartén del fuego.

Caliente cada tortilla, en una sartén antiadherente durante veinte segundos por cada lado.

Coloca las tortillas en un plato de servir, echando la mezcla de verduras en cada una. Cubra con la salsa, y enrolle para servir.

La nutrición:

Calorías: 310

Proteínas: 10 gramos

Grasa: 6 gramos

Carbohidratos: 54 gramos

Sodio: 97 mg

Colesterol: 20 mg

Ensalada de pollo con frutas

Tiempo de preparación: 45 minutos

Tiempo de cocción: 45 minutos

Porciones: 8

Ingredientes:

Mitades de pechuga de pollo sin hueso - 4 sin piel

Tallos de apio picados - 1 taza

Cebollas verdes - 4

Manzana dorada - 1

Pasas doradas - 1/3 de taza

Uvas verdes sin semillas - 1/3 de taza

Nueces tostadas picadas - 1/2 taza

Pimienta negra molida - 1/8 cucharadita

Curry en polvo - 1/2 cucharadita

Mayonesa ligera - 3/4 de taza

Direcciones:

Empieza por coger cuatro mitades de pechuga de pollo deshuesadas y córtalas en daditos iguales.

Ahora tome una sartén y cocine bien los cubos de pollo. No cocine demasiado.

Tome cuatro cebollas verdes y córtelas en trozos.

Una taza de tallos de apio cortados en rodajas finas, cuatro cebollas verdes picadas, una manzana dorada pelada, 1/3 de taza de pasas doradas, 1/3 de taza de uvas verdes sin semillas cortadas en dos mitades, 1/2 taza de nueces tostadas picadas, 1/8 de cucharadita de pimienta negra molida, 1/2 cucharadita de curry en polvo

Ahora mezclar ligeramente todos los ingredientes puestos en el bol. Evite el machacado.

Mantener el bol a un lado durante al menos dos minutos.

Ahora añada 3/4 de taza de mayonesa ligera en el bol y mezcle suavemente la mezcla. Asegúrese de que la pasta para untar se reparte uniformemente

Cubrir el bol con film de plástico y meterlo en la nevera durante media hora.

Servir antes de que se empapen.

La ensalada tiene un buen sabor si se conserva durante la noche.

La nutrición:

Calorías: 229

Proteínas: 15,1 g

Carbohidratos: 12.3 g

Grasa: 14 g

Pasta integral con salsa de carne

Tiempo de preparación: 10 minutos

Tiempo de cocción: 30 minutos

Porciones: 6

Ingredientes:

Pasta integral - 1 libra

Carne molida extra magra - 1 libra

Cebolla - 1, cortada en dados

Ajo - 3 dientes, picado

Salsa de tomate sin sal añadida - 2 latas (8 onzas)

Vino tinto - 1/3 de taza

Vinagre balsámico - 1 cucharada.

Albahaca seca - 1 cucharadita

Mejorana seca - ½ cucharadita

Orégano seco - ½ cucharadita

Copos de pimienta roja seca - ½ cucharadita

Tomillo seco - ½ cucharadita

Pimienta negra recién molida - ½ cucharadita

Direcciones:

Sigue las instrucciones del paquete y cuece la pasta. Omita la sal. Escurra y reserve.

Poner la cebolla, la carne picada y el ajo en una sartén a fuego medio. Saltear durante 5 minutos, o hasta que la carne se haya dorado.

Añadir el resto de los ingredientes y remover para combinarlos. Cocinar a fuego lento, sin tapar, durante 10 minutos, removiendo de vez en cuando.

Retirar del fuego y verter sobre la pasta.

Sirve.

La nutrición:

Calorías: 387

Grasa: 5g

Carbohidratos: 58g

Proteínas: 27g

Sodio 65mg

Tacos de carne

Tiempo de preparación: 10 minutos

Tiempo de cocción: 20 minutos

Porciones: 6

Ingredientes:

Carne molida extra magra - 1 libra

Cebolla grande - 1, picada

Ajo - 2 dientes, picado

Salsa de tomate sin sal añadida - 1 lata (8 onzas)

Salsa Worcestershire baja en sodio - 2 cucharaditas

Melaza - 1 cucharada.

Vinagre de sidra de manzana - 1 cucharada.

Comino molido - 1 cucharada.

Pimentón dulce molido - 1 cucharada.

Copos de pimienta roja seca - ½ cucharadita

Pimienta negra molida al gusto

Tortillas para tacos bajas en sodio - 1 paquete

Cilantro fresco picado - ¼ de taza

Tomate y lechuga de porción

Direcciones:

Poner la carne picada, la cebolla y el ajo en una sartén a fuego medio.

Saltear durante 5 minutos o hasta que la carne esté dorada.

Bajar el fuego a medio-bajo y añadir la salsa Worcestershire, la salsa de tomate, la melaza, el vinagre, el comino, los copos de pimienta roja, el pimentón y la pimienta negra. Cocinar a fuego lento, removiendo frecuentemente, unos 10 minutos.

Caliente los tacos según las instrucciones del paquete. Ponga a un lado.

Retire la sartén del fuego. Incorpore el cilantro.

Dividir uniformemente entre los tacos.

Adornar con lechuga, tomate y servir.

La nutrición:

Calorías: 255

Grasa: 9g

Carbohidratos: 23g

Proteínas: *18g*

Sodio 79mg

Arroz sucio

Tiempo de preparación: 10 minutos

Tiempo de cocción: 30 minutos

Porciones: 4

Ingredientes:

Carne molida extra magra - ½ libra

Cebolla grande - 1, cortada en dados

Apio - 2 tallos, cortados en dados

Ajo - 2 dientes, picado

Pimiento morrón - 1, cortado en dados

Caldo de carne sin sodio en gránulos - 1 cucharadita.

Agua - 1 taza

Salsa Worcestershire baja en sodio - 2 cucharaditas

Tomillo seco - 1 ½ cucharadita

Albahaca seca - 1 cucharadita

Mejorana seca - ½ cucharadita

Pimienta negra molida - ¼ de cucharadita

Una pizca de pimienta de cayena molida

Cebollas - 2, cortadas en dados

Arroz integral de grano largo cocido - 3 tazas

Direcciones:

En una sartén, coloque la cebolla, la carne molida, el apio y el ajo. Saltear durante 5 minutos o hasta que la carne esté dorada.

Añade el caldo de carne, el pimiento, el agua, la salsa y las hierbas y remueve para combinar.

Llevar a ebullición.

A continuación, reducir el fuego a bajo y tapar.

Cocer a fuego lento durante 20 minutos.

Añada las cebolletas y cueza a fuego lento, sin tapar, durante 3 minutos.

Retirar del fuego. Añadir el arroz cocido y remover para combinar.

Sirve.

La nutrición:

Calorías: 272

Grasa: 4g

Carbohidratos: 41g

Proteínas: 16g

Sodio 92mg

Ternera con vainas de guisantes

Tiempo de preparación: 5 minutos

Tiempo de cocción: 10 minutos

Porciones: 4

Ingredientes:

Bistec fino - ¾ de libra, cortado en tiras finas

Aceite de cacahuete - 1 cucharada.

Cebollas - 3, en rodajas

Ajo - 2 dientes, picado

Jengibre fresco picado - 2 cucharaditas

Vainas de guisantes frescos - 4 tazas, recortadas

Salsa de soja casera - 3 cucharadas.

Arroz integral cocido - 4 tazas

Direcciones:

Caliente el aceite en una sartén. Añadir el ajo, las cebolletas y el jengibre. Saltear durante 30 segundos. Añadir la carne en rodajas y saltear durante 5 minutos, o hasta que la carne se haya dorado. Añadir las vainas de guisantes y la salsa de soja y saltear durante 3 minutos. Retirar del fuego. Servir con arroz.

Nutrición: Calorías: 466 Grasas: 11g Carbohidratos: 64g Proteínas: 27g
Sodio 71mg

Rotini integrales con carne de cerdo molida

Tiempo de preparación: 10 minutos

Tiempo de cocción: 25 minutos

Porciones: 6

Ingredientes:

Rotini integrales - 1 paquete (13 onzas)

Carne de cerdo molida magra - 1 libra

Cebolla roja - 1, picada

Ajo - 3 dientes, picado

Pimiento morrón - 1, picado

Puré de calabaza - 1 taza

Salvia molida - 2 cucharaditas

Romero molido - 1 cucharadita

Pimienta negra molida al gusto

Instrucciones: Cocer la pasta (siguiendo las instrucciones del paquete). Caliente una sartén a fuego medio y saltee la cebolla, el ajo y la carne de cerdo picada durante 2 minutos. Agregue la cebolla, el ajo y la carne de cerdo molida y saltee durante 2 minutos.Agregue el pimiento y saltee durante 5 minutos. Retirar del fuego. Añade la pasta a la sartén junto con el resto de los ingredientes. Mezclar y servir.

Nutrición: Calorías: 331 Grasas: 7g Carbohidratos: 45g Proteínas: 23g Sodio 48mg

Lomo asado con hierbas

Tiempo de preparación: 20 minutos

Tiempo de cocción: 1 hora

Porciones: 4

Ingredientes:

Asado de lomo de cerdo deshuesado - 2 lbs.

Ajo - 3 dientes, picado

Romero seco - 1 cucharada.

Tomillo seco - 1 cucharadita

Albahaca seca - 1 cucharadita

Sal - ¼ de cucharadita

Aceite de oliva - ¼ de taza

Vino blanco - ½ taza

Pimienta al gusto

Direcciones:

Precaliente el horno a 350F.

Triturar el ajo con el tomillo, el romero, la albahaca, la sal y la pimienta, haciendo una pasta. Reservar.

Utilice un cuchillo para perforar la carne varias veces.

Presionar la pasta de ajo en las hendiduras.

Frote la carne con el resto de la mezcla de ajo y el aceite de oliva.

Coloque el lomo de cerdo en el horno, dándole la vuelta y rociándolo con los líquidos de la sartén, hasta que la carne de cerdo alcance los 145F, aproximadamente 1 hora. Retire el cerdo del horno.

Poner la sartén al fuego y añadir el vino blanco, removiendo los trozos marrones del fondo.

Cubrir el asado con la salsa.

Sirve.

La nutrición:

Calorías: 464

Grasa: 20,7g

Carbohidratos: 2,4g

Proteínas: 59,6g

Sodio 279mg

Chuletas de cerdo al ajo y limón

Tiempo de preparación: 20 minutos

Tiempo de cocción: 10 minutos

Porciones: 4

Ingredientes:

Chuletas de cerdo magras deshuesadas - 4 (6 onzas cada una)

Ajo - 4 dientes, machacados

Comino - ½ cucharadita

Chili en polvo - ½ cucharadita

Pimentón - ½ cucharadita

Zumo de ½ lima

Ralladura de lima - 1 cucharadita

Sal Kosher - ¼ de cucharadita.

Pimienta fresca al gusto

Instrucciones: En un bol, sazone la carne de cerdo con comino, chile en polvo, pimentón, sal de ajo y pimienta. Agregue el jugo de limón y la ralladura. Coloque las chuletas de cerdo en la bandeja de la parrilla y ase durante 5 minutos por cada lado o hasta que se doren. Servir.

La nutrición:

Calorías: 233 Grasas: 13,2g Carbohidratos: 4,3g Proteínas: 25,5g Sodio 592mg

Curry de cordero con tomates y espinacas

Tiempo de preparación: 10 minutos

Tiempo de cocción: 12 minutos

Porciones: 4

Ingredientes:

Aceite de oliva - 1 cucharadita.

Cordero magro deshuesado - 1 libra, cortado en rodajas finas

Cebolla - 1, picada

Ajo - 3 dientes, picado

Pimiento rojo - 1, picado

Pasta de tomate sin sal - 2 cucharadas.

Curry en polvo sin sal - 1 cucharada.

Tomates cortados en dados sin sal añadida - 1 lata (15 onzas)

Espinacas frescas - 10 onzas

Caldo de carne o de verduras bajo en sodio - ½ taza

Vino tinto - ¼ de taza

Cilantro fresco picado - ¼ de taza

Pimienta negra molida al gusto

Direcciones:

Calentar el aceite en una sartén.

Añade el cordero y dóralo por ambos lados, unos 2 minutos.

Añadir el ajo, la cebolla y el pimiento. Saltear durante 2 minutos. Incorpore el curry en polvo y la pasta de tomate.

Añade los tomates con su jugo, las espinacas, el caldo y el vino y remueve para mezclar.

Saltear durante 3 o 4 minutos y que el cordero esté bien cocido.

Retirar del fuego. Sazone con pimienta y añada el cilantro.

Sirve.

La nutrición:

Calorías: 238

Grasa: 7g

Carbohidratos: 14g

Proteínas: 27g

Sodio 167mg

Pierna de cordero marinada con granada

Tiempo de preparación: 10 minutos

Tiempo de cocción: 20 minutos

Porciones: 6

Ingredientes:

Zumo de granada embotellado - ½ taza

Vino tinto abundante - ½ taza

Comino molido - 1 cucharadita

Orégano seco - 1 cucharadita

Pimiento rojo picante triturado - ½ cucharadita

Ajo - 3 dientes, picado

Para el cordero

Pierna de cordero deshuesada - 1 ¾ de libra, con la grasa recortada

Sal Kosher - ½ cucharadita

Aceite de oliva en spray

Direcciones:

Para hacer la marinada, bata todo en un bol y páselo a una bolsa de plástico con cierre.

Para preparar el cordero: añadir el cordero a la bolsa, presionar para sacar el aire y cerrar la bolsa. Dejar marinar durante 1 hora en el frigorífico.

Precalentar la parrilla (a 8 pulgadas de la fuente de calor).

Saque el cordero de la marinada, séquelo con papel de cocina, pero no lo seque completamente.

Sazone con sal. Rocíe la rejilla de la parrilla con aceite.

Coloque el cordero en la rejilla y ase, dándole la vuelta de vez en cuando, unos 20 minutos, o hasta que el cordero esté dorado y alcance los 130F.

Retirar del fuego, cortar en rodajas y servir con los jugos del trinchado por encima.

La nutrición:

Calorías: 273

Grasa: 15g

Carbohidratos: 0g

Proteínas: 31g

Sodio 219mg

Fajitas de ternera con pimientos

Tiempo de preparación: 10 minutos

Tiempo de cocción: 12 minutos

Porciones: 6

Ingredientes:

Aceite de oliva - 2 cucharaditas más para el spray

Solomillo - 1 libra, cortado en trozos del tamaño de un bocado

Pimiento rojo - 1, picado

Pimiento verde - 1, picado

Cebolla roja - 1, picada

Ajo - 2 dientes, picado

Condimento mexicano DASH - 1 cucharada (o cualquier condimento sin sal)

Hojas de lechuga Boston - 12 para servir

Gajos de lima o tortillas de maíz para servir

Direcciones:

Caliente el aceite en una sartén.

Añadir la mitad del solomillo y cocinar hasta que se dore por ambos lados, unos 2 minutos. Pasar a un plato.

A continuación, repetir con el resto del solomillo.

Caliente las 2 cucharaditas de aceite en la sartén.

Añadir la cebolla, los pimientos y el ajo, cocinar y remover durante 7 minutos o hasta que estén tiernos.

Incorpore la carne con los jugos y el condimento. Pasar a un plato.

Rellenar la lechuga con la mezcla de carne y rociar con zumo de lima por encima.

Enrollar y servir.

La nutrición:

Calorías: 231

Grasa: 12g

Carbohidratos: 6g

Proteínas: 24g

Sodio 59mg

Chapter 8: Recetas para la cena

Medallones de cerdo con hierbas de Provenza

Tiempo de preparación: 5 minutos

Tiempo de cocción: 10 minutos

Raciones: 2

Ingredientes:

Lomo de cerdo - 8 onzas, cortado en 6 trozos (transversalmente)

Pimienta negra molida al gusto

Hierbas de Provenza - ½ cucharadita

Vino blanco seco - ¼ de taza

Direcciones:

Sazonar el cerdo con pimienta negra.

Coloque la carne de cerdo entre las hojas de papel encerado y ruede con un rodillo hasta que tenga un grosor de ¼ de pulgada.

Cocinar la carne de cerdo en una sartén durante 2 o 3 minutos por cada lado.

Retirar del fuego y sazonar con la hierba. Colocar la carne de cerdo en los platos y mantenerla caliente. Cocinar el vino en la sartén hasta que hierva. Raspar para sacar los trozos marrones del fondo. Servir el cerdo con la salsa.

Nutrición: Calorías: 120 Grasas: 2g Carbohidratos: 1g Proteínas: 24g Sodio 62mg

Pollo al horno

Tiempo de preparación: 10 minutos

Tiempo de cocción: 1 hora

Porciones: 4

Ingredientes:

Pollo - 3 a 4 libras, cortado en partes

Aceite de oliva - 3 cucharadas.

Tomillo - ½ cucharadita

Sal marina - ¼ de cucharadita

Pimienta negra molida

Caldo de pollo bajo en sodio - ½ taza

Direcciones:

Precalentar el horno a 400F.

Frote el aceite sobre los trozos de pollo. Espolvorear con sal, tomillo y pimienta.

Colocar el pollo en la bandeja de asar.

Hornear durante 30 minutos.

Luego baje el fuego a 350F.

Hornear de 15 a 30 minutos más o hasta que el jugo salga claro. Servir.

Nutrición: Calorías: 550 Grasas: 19g Carbohidratos: 0g Proteínas: 91g Sodio 480mg

Salteado de pollo y brócoli a la naranja

Tiempo de preparación: 10 minutos

Tiempo de cocción: 15 minutos

Porciones: 4

Ingredientes:

Aceite de oliva - 1 cucharada.

Pechuga de pollo - 1 libra, sin hueso y sin piel, cortada en tiras

Zumo de naranja - 1/3 de taza

Salsa de soja casera - 2 cucharadas.

Fécula de maíz - 2 cucharaditas.

Brócoli - 2 tazas, cortado en trozos pequeños

Guisantes - 1 taza - Col - 2 tazas, rallada

Arroz integral - 2 tazas, cocido - Semillas de sésamo - 1 cucharada

Instrucciones: Combine el zumo de naranja, la salsa de soja y el almidón de maíz en un bol. Déjelo a un lado. Calentar el aceite en una sartén. Saltear el pollo hasta que se dore por todos los lados, unos 5 minutos.

Añadir los guisantes, la col, el brócoli y la mezcla de salsa. Seguir salteando durante 8 minutos o hasta que las verduras estén tiernas pero todavía crujientes.

La nutrición:

Calorías 340 Grasas: 8g Carbohidratos: 35g Proteínas: 28g Sodio 240mg

Pollo al limón mediterráneo con patatas

Tiempo de preparación: 10 minutos

Tiempo de cocción: 30 minutos

Porciones: 4

Ingredientes:

Pechuga de pollo - 1 ½ libra, sin piel y sin hueso, cortada en cubos de 1 pulgada

Patatas Yukon Gold - 1 libra, cortadas en cubos

Cebolla - 1, picada

Pimiento rojo - 1, picado

Vinagreta baja en sodio - ½ taza

Zumo de limón - ¼ de taza

Orégano - 1 cucharadita

Ajo en polvo - ½ cucharadita

Tomate picado - ½ taza

Pimienta negra molida al gusto

Direcciones:

Precalentar el horno a 400F.

Excepto los tomates, mezclar todo en un bol.

En 4 papeles de aluminio, coloque una cantidad igual de la mezcla de pollo y patatas. Dobla para hacer paquetes.

Hornear a 400F durante 30 minutos. Abrir los paquetes.

Cubrir con tomates picados.

Condimentar con pimienta negra al gusto.

La nutrición:

Calorías: 320

Grasa: 4g

Carbohidratos: 34g

Proteínas: 43g

Sodio 420mg

Pollo Tandoori

Tiempo de preparación: 10 minutos

Tiempo de cocción: 20 minutos

Porciones: 6

Ingredientes:

Yogur descremado - 1 taza, natural

Zumo de limón - ½ taza

Ajo - 5 dientes, machacados

Pimentón - 2 cucharadas.

Curry en polvo - 1 cucharadita

Jengibre molido - 1 cucharadita

Copos de pimienta roja - 1 cucharadita

Pechugas de pollo - 6, sin piel y sin hueso, cortadas en trozos de 2 pulgadas

Pinchos de madera - 6, remojados en agua

Direcciones:

Precalentar el horno a 400F.

En un bol, combine el zumo de limón, el yogur, el ajo y las especias. Mezclar bien.

Divida el pollo y ensártelo en las brochetas. Coloca las brochetas en una fuente de horno.

Vierta la mitad de la mezcla de yogur sobre el pollo. Tapar y dejar marinar en la nevera durante 20 minutos

Rocíe una bandeja para hornear con aceite en aerosol.

Colocar las brochetas de pollo en la sartén y cubrirlas con la ½ restante de la marinada de yogur.

Hornear hasta que el pollo esté cocido, entre 15 y 20 minutos.

Servir con verduras o arroz integral.

La nutrición:

Calorías: 175

Grasa: 2g

Carbohidratos: 8g

Proteínas: 30g

Sodio 105mg

Poderoso pez espada con ajo y mantequilla

Tiempo de preparación: 10 minutos

Tiempo de cocción: 2 horas y 30 minutos

Porciones: 4

Ingredientes:

½ taza de mantequilla derretida

6 dientes de ajo picados

1 cucharada de pimienta negra

5 filetes de pez espada

Direcciones:

Tome un tazón y mezcle todo el ajo, la pimienta negra y la mantequilla derretida.

Coge un papel de pergamino y coloca tu filete de pescado en ese papel

Cúbrelo con la mezcla de mantequilla y envuelve el pescado

Repite el proceso hasta que todo el pescado esté envuelto

Dejar cocer durante 2 horas y media y liberar la presión de forma natural

Servir

Nutrición: Calorías: 379

Grasa: 26 g Carbohidratos: 1 g Proteínas: 34 g Azúcares: 0 g Sodio: 666 mg

Langosta cocida suprema

Tiempo de preparación: 10 minutos

Tiempo de cocción: 7 minutos

Porciones: 4

Ingredientes:

1 c. de vino blanco

1 c. de agua

2 trozos de langosta

Direcciones:

Añade los ingredientes de la lista a tu olla instantánea

Cierre la tapa y cocine a alta presión durante 7 minutos

Liberar la presión de forma natural

Abrir y añadir un poco más de mantequilla derretida

Sirve y disfruta.

La nutrición:

Calorías: 231

Grasa: 9 g

Carbohidratos: 5 g

Proteínas: 30 g Azúcares: 0 g Sodio: 551 mg

Tilapia con perejil

Tiempo de preparación: 10 minutos

Tiempo de cocción: 1 hora y 30 minutos

Porciones: 6

Ingredientes:

2 cucharadas de mantequilla derretida sin sal y baja en grasas

1 cucharadita de ajo en polvo

¼ de taza de perejil fresco picado

Pimienta negra recién molida

4 oz. de filetes de tilapia

3 cucharaditas de ralladura de limón fresco

Direcciones:

Engrasar una olla de cocción lenta.

Espolvoree los filetes de tilapia con ajo en polvo y pimienta negra generosamente.

Coloque la cáscara de limón y el perejil sobre los filetes de manera uniforme.

Rocíe con mantequilla derretida. Poner la olla a fuego lento. Tapar y cocinar durante 1½ horas.

Nutrición: Calorías: 239,1 Grasas: 4,3 g Carbohidratos: 22,3 g Proteínas: 33,7 g

Azúcares: 0 g Sodio: 381 mg

Tilapia con coco y arroz tailandés

Tiempo de preparación: 15 minutos

Tiempo de cocción: 25 minutos

Porciones: 4

Ingredientes:

170 g de espinacas baby picadas

425 g de leche de coco

2 ½ g de mantequilla salada

680 g de jazmín

2 ½ g de copos de chile

4 filetes de tilapia con costra de coco

680 g de agua de coco

Direcciones:

Precaliente el horno a 400 oF y coloque el pescado en una bandeja ligeramente engrasada. Hornee durante 25 minutos.

Mientras tanto, pon a cocer el arroz en una olla con agua de coco, leche de coco y una pizca de sal. Pon la olla a fuego medio durante unos 2 minutos, hasta que alcance el punto de ebullición, luego baja el fuego y deja que el arroz se cocine a fuego lento durante unos veinte minutos más.

Añade los copos de chile ahora, para que el arroz tome todo el sabor. Justo antes de servir, añade las espinacas y remueve durante unos 3 o 4 minutos, antes de colar ambas cosas y servirlas.

Saque el pescado del horno, córtelo en rodajas y sírvalo sobre el arroz con coco.

La nutrición:

Calorías: 190

Grasa: 3,4 g

Carbohidratos: 35,67 g

Proteínas: 6 g

Azúcares: 1,7 g

Sodio: 256,2 mg

Chuletas de cerdo con nuez moscada

Tiempo de preparación: 10 minutos

Tiempo de cocción: 35 minutos

Porciones: 3

Ingredientes:

1 cebolla amarilla picada

1 cucharada de vinagre balsámico

½ taza de aceite de oliva ecológico

3 chuletas de cerdo deshuesadas

8 oz. de champiñones en rodajas

2 cucharaditas de nuez moscada molida

¼ de taza de leche de coco

1 cucharadita de ajo en polvo

Instrucciones: Calentar una sartén con el aceite a fuego medio, añadir los champiñones y las cebollas, remover y cocinar durante 5 minutos. Agregue las chuletas de cerdo, la nuez moscada y el ajo en polvo y cocine por 5 minutos más. Agregue el vinagre y la leche de coco, mezcle, introduzca en el horno y hornee a 350 oF y hornee por media hora. Divida entre los platos y sirva.   Disfrute.

Nutrición: Calorías: 260

Grasa: 10 gCarbohidratos: 8 g Proteínas: 22 g Azúcares: 2,4 g Sodio: 78 mg

Chuletas de cerdo con mantequilla y eneldo

Tiempo de preparación: 5 minutos

Tiempo de cocción: 26 minutos

Porciones: 4

Ingredientes:

½ taza de caldo de pollo

½ c. de vino blanco

4 piezas de lomo con hueso

2 cucharadas de mantequilla avinagrada sin sabor

1 cucharada de hojas de eneldo fresco picado

½ cucharadita de vinagre aromatizado

½ cucharadita de pimienta negra molida

16 zanahorias pequeñas

Direcciones:

El primer paso es poner la olla en modo salteado

Sazonar las chuletas con pimienta y vinagre aromatizado

Eche las chuletas en la olla y cocínelas durante 4 minutos

Pasar las chuletas a un plato y repetir la cocción y el dorado del resto

Vierta una cucharada de mantequilla y añada las zanahorias y el eneldo a la olla y deje que se cocinen durante un minuto.

Vierta el vino y raspe los trozos dorados de la olla mientras el líquido hierve

Añada el caldo

Vuelva a colocar las chuletas en la olla

Cerrar la tapa y dejar que se cocine durante unos 18 minutos a alta presión

Liberar naturalmente la presión manteniéndola apartada durante 8 minutos

Desbloquear y servir con un poco de salsa vertida por encima

La nutrición:

Calorías: 296

Grasa: 25 g

Carbohidratos: 0 g

Proteínas: 17 g

Azúcares: 1,3 g

Sodio: 155 mg

Carne de cerdo al pimentón con zanahorias

Tiempo de preparación: 10 minutos

Tiempo de cocción: 30 minutos

Porciones: 4

Ingredientes:

1 cebolla roja en rodajas

1 libra de carne de cerdo en cubos para guisar

2 cucharadas de aceite de oliva

¼ de taza de caldo de verduras bajo en sodio

Pimienta negra

2 zanahorias peladas y cortadas en rodajas

2 cucharaditas de pimentón dulce

Direcciones:

Calentar una sartén con el aceite a fuego medio, añadir la cebolla, remover y rehogar durante 5 minutos.

Añadir la carne, remover y dorar durante 5 minutos más.

Añadir el resto de los ingredientes, llevar a fuego lento y cocinar a fuego medio durante 20 minutos. Repartir la mezcla en los platos y servir.

Nutrición: Calorías: 328

Grasa: 18,1 g Carbohidratos: 6,4 g Proteínas: 34 g Azúcares: 14 g Sodio: 399 mg

Mezcla de cerdo y verduras

Tiempo de preparación: 10 minutos

Tiempo de cocción: 20 minutos

Porciones: 4

Ingredientes:

4 oz. de ensalada mixta

1 cucharada de cebollino picado

1/3 de taza de aminoácidos de coco

2 cucharadas de vinagre balsámico

1 cucharada de aceite de oliva

4 oz. de carne de cerdo guisada en rodajas

1 taza de tomates cherry cortados por la mitad

Direcciones:

Calentar una sartén con el aceite a fuego medio, añadir la carne de cerdo, los aminos y el vinagre, remover y cocinar durante 15 minutos.

Añade las verduras de la ensalada y los demás ingredientes, remueve, cocina 5 minutos más, reparte en los platos y sirve.

La nutrición:

Calorías: 125 Grasas: 6,4 g

Carbohidratos: 6,8 g Proteínas: 9,1 g Azúcares: 0,2 g Sodio: 388,6 mg

Chuletas de cerdo a la salvia

Tiempo de preparación: 10 minutos

Tiempo de cocción: 35 minutos

Porciones: 4

Ingredientes:

2 cucharadas de aceite de oliva

1 cucharada de zumo de limón

4 chuletas de cerdo

1 cucharada de salvia picada

Pimienta negra

1 cucharadita de pimentón ahumado

2 dientes de ajo picados

Direcciones:

En una fuente de horno, combine las chuletas de cerdo con el aceite y los demás ingredientes, mezcle, introduzca en el horno y hornee a 400 oF durante 35 minutos.

Reparte las chuletas de cerdo en los platos y sírvelas con una ensalada de acompañamiento.

Nutrición: Calorías: 263

Grasa: 12,4 g Carbohidratos: 22,2 g Proteínas: 16 g Azúcares: 0 g Sodio: 960 mg

Cerdo con aguacates

Tiempo de preparación: 10 minutos

Tiempo de cocción: 15 minutos

Porciones: 4

Ingredientes:

1 taza de tomates cherry cortados por la mitad

½ taza de caldo de verduras bajo en sodio

1 cucharada de aceite de oliva

2 c. de espinacas tiernas

1 libra de filete de cerdo en rodajas

2 aguacates pelados, sin hueso y en rodajas

1 cucharada de vinagre balsámico

Direcciones:

Calentar una sartén con el aceite a fuego medio-alto, añadir la carne, remover y cocinar durante 10 minutos.

Añadir las espinacas y los demás ingredientes, mezclar, cocinar durante 5 minutos más, repartir en cuencos y servir.

Nutrición: Calorías: 390

Grasa: 12,5 g Carbohidratos: 16,8 g Proteínas: 13,5 g Azúcares: 1 g Sodio: 0 mg

Asado simple

Tiempo de preparación: 10 minutos

Tiempo de cocción: 45 minutos

Porciones: 6

Ingredientes:

3 dientes de ajo picados

Pimienta negra al gusto

1 taza de caldo de carne, bajo en sodio

2 cebollas amarillas, cortadas en trozos grandes

4 lbs. Asado de ternera, sin grasa y con poca grasa

1 ramita de tomillo, fresca y picada

2 zanahorias en rodajas

3 hojas de laurel

2 tallos de apio picados

Direcciones:

Mezcle todo en su olla instantánea y luego cierre la tapa. Cocine a alta presión durante cuarenta y cinco minutos y luego corte el asado para servirlo.

La nutrición:

Calorías: 351 Proteínas: 14 Gramos Grasas: 7 Gramos Carbohidratos: 20 Gramos

Chili fácil

Tiempo de preparación: 10 minutos

Tiempo de cocción: 15 minutos

Porciones: 4

Ingredientes:

1 cucharada de chile en polvo

1 cucharada de comino

1 lb. Pollo molido

2 dientes de ajo picados

1 cucharada de aceite de aguacate

1 cebolla amarilla picada

1 cucharadita de cacao en polvo

2 cucharadas de pasta de tomate

1 taza de caldo de pollo bajo en sodio

1 cucharadita de orégano

2 tazas de maíz

Pimienta negra al gusto

28 onzas de tomates enlatados y sin sal

28 Ounces Kidney Beans, Canned, No Salt, Drained & Rinsed

Direcciones:

Mix everything together in your instant pot and then stir well. Seal the lid, and cook on high pressure for fifteen minutes.

Finish with a quick release and then serve warm.

La nutrición:

Calorías: 265

Proteínas: 7 gramos

Grasa: 6 gramos

Carbohidratos: 19 gramos

Cena de camarones italianos

Tiempo de preparación: 15 minutos

Tiempo de cocción: 15 minutos

Porciones: 4

Ingredientes:

8 onzas de champiñones picados

1 libra de camarones, pelados y desvenados

1 cebolla amarilla picada

1 manojo de espárragos picados

Pimienta negra al gusto

2 cucharadas de aceite de oliva

2 cucharaditas de condimento italiano

1 cucharadita de copos de pimienta roja triturados

1 taza de queso cheddar sin grasa y rallado

2 dientes de ajo picados

1 taza de crema de coco

1 taza de agua

Direcciones:

Añada la cesta de cocción al vapor a su olla instantánea después de llenarla con una taza de agua.

Añada los espárragos en la cesta y cierre la tapa. Cocine a alta presión durante tres minutos y, a continuación, utilice el cierre rápido. Sumérjalo en agua helada para detener la cocción de los espárragos, y escúrralo antes de reservarlo.

Limpia la olla instantánea y pulsa saltear. Añade el aceite y, una vez que se haya disparado, cocina la cebolla y los champiñones durante cuatro minutos. Añade los copos de pimienta, el condimento italiano y los espárragos, remueve bien y cocina unos minutos.

Añada el queso cheddar, el ajo, las gambas y la crema de coco. Tape y cocine a alta presión durante cuatro minutos. Sirva caliente.

La nutrición:

Calorías: 275

Proteínas: 8 gramos

Grasa: 6 gramos

Carbohidratos: 17 gramos

Estofado de col y ternera

Tiempo de preparación: 1 hora y 14 minutos

Tiempo de cocción: 16 minutos

Porciones: 6

Ingredientes:

4 zanahorias picadas

4 tazas de agua

1 cabeza de col, rallada

3 dientes de ajo picados

Pimienta negra al gusto

2 hojas de laurel

2 ½ lbs. Pecho de ternera, sin grasa

Direcciones:

Coloque la falda en la olla instantánea con agua, pimienta, hojas de laurel y ajo. Cierra la tapa y cocina a alta presión durante una hora.

Utilice una liberación rápida, y luego agregue el repollo, la zanahoria, y revuelva bien. Cocine a alta presión durante seis minutos y, a continuación, utilice la liberación natural de la presión durante diez minutos. Siga con una liberación rápida y sirva caliente.

Nutrición: Calorías: 281 Proteínas: 8 Gramos Grasa: 8 Gramos

Carbohidratos: 21 gramos

Curry de pescado

Tiempo de preparación: 10 minutos

Tiempo de cocción: 10 minutos

Porciones: 6

Ingredientes:

2 cebollas cortadas en rodajas

2 dientes de ajo picados

6 hojas de curry

14 onzas de leche de coco

1 tomate picado

1 cucharada de aceite de oliva

6 filetes de pescado blanco sin piel, sin espinas y picados

1 cucharada de cilantro molido

1 cucharada de jengibre rallado

½ cucharadita de cúrcuma

Pimienta negra al gusto

2 cucharadas de zumo de limón fresco

½ cucharadita de alholva molida

Direcciones:

Pulsar el salteado y añadir las hojas de curry y el aceite. Fría durante un minuto antes de añadir el ajo, el cilantro, la cebolla, el jengibre, la cúrcuma, la leche de coco, los tomates, el pescado y el fenogreco. Revuelva bien y luego cierre la tapa.

Cocer a baja presión durante diez minutos antes de utilizar el cierre rápido.

Añadir la pimienta negra y remover bien. Servir rociado con zumo de limón.

La nutrición:

Calorías: 281

Proteínas: 7 gramos

Grasa: 6 gramos

Carbohidratos: 14 gramos

Buey Bourguignon

Tiempo de preparación: 10 minutos

Tiempo de cocción: 30 minutos

Porciones: 4

Ingredientes:

1 libra de bistec para guisar

½ libra de tocino

5 Zanahorias

1 cebolla roja en rodajas

2 dientes de ajo picados

2 cucharaditas de vinagre de roca

2 cucharadas de tomillo fresco

2 cucharadas de perejil fresco

2 cucharaditas de pimienta negra

1 cucharada de aceite de oliva

½ taza de caldo de carne

Direcciones:

Poner la olla a rehogar y calentar la cucharada de aceite.

Una vez que esté caliente, añada la carne en tandas para que se dore por todos los lados, y luego coloque la carne a un lado.

Corta el bacon cocido y añádelo a las tiras. Añade las tiras bac en la olla con tu cebolla, y luego dóralas durante tres minutos.

Echa el resto de los ingredientes y cierra la tapa.

Cocine a alta presión durante treinta minutos y luego deje que se libere la presión natural durante diez minutos. Disfrútelo caliente.

La nutrición:

Calorías: 416

Proteínas: 18 gramos

Grasas: 18 gramos

Carbohidratos: 12 gramos

Bisque de langosta

Tiempo de preparación: 10 minutos

Tiempo de cocción: 10 minutos

Porciones: 4

Ingredientes:

1 cucharadita de pimienta negra

1 cucharadita de eneldo seco

32 onzas de caldo de pollo, bajo en sodio

1 cucharada de mantequilla

2 chalotas picadas

1 diente de ajo picado

1 taza de apio cortado en dados

1 taza de zanahorias cortadas en dados

29 onzas de tomates cortados en dados

½ cucharadita de pimentón

4 Colas de langosta

1 pinta de nata líquida

Direcciones:

Añade el ajo, las chalotas y la mantequilla en un bol apto para microondas. Calienta en el microondas durante tres minutos antes de añadir los tomates, el apio, la zanahoria, el ajo y las chalotas. Añade todo a la olla instantánea.

Añada el caldo y las especias, y luego utilice un cuchillo para cortar las colas de langosta.

Cierre la tapa y cocine a alta presión durante cuatro minutos. Utilice una liberación natural de la presión durante diez minutos, seguida de una liberación rápida.

Utilizar una batidora de inmersión y batir hasta que quede suave.

La nutrición:

Calorías: 437

Proteínas: 38 gramos

Grasa: 17 gramos

Carbohidratos: 21 gramos

Camarones picantes con piña

Tiempo de preparación: 3 minutos

Tiempo de cocción: 12 minutos

Porciones: 4

Ingredientes:

¼ de taza de vino blanco seco

2 cucharadas de salsa de soja

2 cucharadas de salsa de chile dulce tailandesa

1 libra de camarones grandes

1 cucharada de pasta de chile molida

½ taza de zumo de piña sin endulzar - 12 onzas de quinoa

1 pimiento rojo, grande y en rodajas

Instrucciones: Escurra el jugo de la piña y déjelo a un lado. Mida ½ taza de jugo. Mezcle el pimiento, el jugo de piña, el arroz, el vino, la salsa de chile, la salsa de soja, las cebolletas picadas y la pasta de chile en el fondo de su olla instantánea. Coloca las gambas encima antes de cerrar la tapa. Cocine a alta presión durante dos minutos antes de utilizar la liberación natural de la presión durante diez minutos. Siga con una liberación rápida. Sirva adornado con trozos de piña y cebolletas.

Nutrición: Calorías: 299 Proteínas: 8 Gramos Grasas: 5 Gramos Carbohidratos: 54 Gramos

Olla de mariscos y garbanzos

Tiempo de preparación: 5 minutos

Tiempo de cocción: 20 minutos

Porciones: 4

Ingredientes:

2 filetes de bacalao

2 tazas de caldo de verduras

2 cucharadas de pimienta negra

1 libra de camarones

1 taza de cebollas picadas - 1 zanahoria picada

1 taza de garbanzos remojados y escurridos

1 tomate picado para la guarnición

¼ de taza de queso para la guarnición

Instrucciones: Eche todos los ingredientes en su olla instantánea y luego cierre la tapa. Cocine a alta presión durante doce minutos. Deje que se libere la presión natural durante diez minutos antes de seguir con una liberación rápida. Cubra con queso y tomates antes de servir. Se recomienda el queso cheddar.

Nutrición: Calorías: 268 Proteínas: 14,5 Gramos Grasas: 4,2 Gramos Carbohidratos: 45 Gramos

Guiso de pollo y champiñones

Tiempo de preparación: 20 minutos

Tiempo de cocción: 20 minutos

Porciones: 4

Ingredientes:

4 dientes de ajo picados

2 hojas de laurel

7 onzas de champiñones blancos

1 ¾ lb. de pechugas de pollo, cortadas en dados

1 cucharadita de vinagre aromatizado

1 cebolla morada, cortada por la mitad y en rodajas

2 cucharadas de aceite de oliva

¼ de cucharadita de nuez moscada molida

½ cucharadita de pimienta negra

1 cucharadita de mostaza de Dijon

½ taza de caldo de pollo

1/3 de taza de crema agria

1 cucharadita de polvo de arrurruz

3 cucharadas de perejil fresco y picado

Direcciones:

Pulsar el salteado y añadir el aceite. Una vez que el aceite esté caliente, añadir el vinagre y la cebolla, cocinando durante cuatro minutos.

Añadir el champiñón, el laurel, el pollo, la nuez moscada, el ajo, la pastilla de caldo, la pimienta, el agua y la mostaza. Remover bien.

Cierre la tapa y cocine a alta presión durante un minuto.

Utiliza una liberación de presión natural durante diez minutos y luego termina con una liberación rápida.

Saque unas cucharadas de líquido y mézclelo con el polvo de arrurruz, viértalo y deje que espese durante tres minutos.

Añadir la crema agria y remover bien. Servir caliente y adornado con perejil.

La nutrición:

Calorías: 249

Proteínas: 18 gramos

Grasa: 17 gramos

Carbohidratos: 5 gramos

Chapter 9: Recetas de acompañamiento

Lado de la manzana y la cebada

Tiempo de preparación: 15 minutos

Tiempo de cocción: 15 minutos

Porciones: 4

Ingredientes:

1 taza de cebada

2 tazas de agua

1 taza de pesto sin sal

1 manzana verde picada

¼ de taza de apio picado

Pimienta negra al gusto

Direcciones:

Ponga el agua, la sal, la pimienta y apenas en su olla instantánea, y luego cierre la tapa. Cocine a alta presión durante veinte minutos antes de utilizar una liberación rápida y escurrirlo. Añade la manzana, el pesto, el pimiento y el apio a la cebada y remueve. Sirve caliente.

La nutrición:

Calorías: 200 Proteínas: 7 Gramos Grasas: 5 Gramos Carbohidratos: 14 Gramos

Salsa de espinacas

Tiempo de preparación: 10 minutos

Tiempo de cocción: 10 minutos

Porciones: 4

Ingredientes:

1 manojo de hojas de espinacas, rotas

1 cebollino, cortado en rodajas

2 cucharadas de hojas de menta picadas

¾ de taza de crema de coco

Pimienta negra al gusto

Direcciones:

Mezclar la cebolleta, la menta, la nata, las espinacas y la pimienta negra. Mezclar bien y cerrar la tapa.

Cocine a alta presión durante diez minutos y luego utilice la liberación rápida.

Utilice una batidora de inmersión para mezclar antes de servir.

La nutrición:

Calorías: 200

Proteínas: 8 gramos

Grasa: 3 gramos Carbohidratos: 16 gramos

Arroz y endivias

Tiempo de preparación: 10 minutos

Tiempo de cocción: 25 minutos

Porciones: 4

Ingredientes:

1 cucharada de aceite de oliva - 2 cebollas picadas

1 cucharada de jengibre rallado

3 dientes de ajo picados

1 cucharadita de salsa de chile

Pimienta negra al gusto

1 taza de arroz blanco - 2 tazas de caldo de verduras

3 endibias, recortadas y picadas

Instrucciones: Pulse el botón de saltear y añada el aceite. Una vez que esté caliente, añada el jengibre, las cebolletas, la salsa de chile y el ajo. Remover mientras se cocina durante cinco minutos. Añade el arroz y el caldo, y vuelve a remover. Tapar y cocinar a alta presión durante diecisiete minutos. Añada las endibias y la pimienta, y remueva bien. Cierre la tapa y cocine a alta presión durante cinco minutos antes de utilizar un cierre rápido y servir caliente.

La nutrición:

Calorías: 200 Proteínas: 8 Gramos Grasas: 5 Gramos Carbohidratos: 16 Gramos

Lentejas y guisantes

Tiempo de preparación: 10 minutos

Tiempo de cocción: 12 minutos

Porciones: 6

Ingredientes:

½ taza de lentejas rojas

1 tomate picado

½ taza de guisantes amarillos partidos

1 ½ tazas de agua

3 clavos de olor picados

1 cebolla amarilla picada

1 cucharadita de semillas de comino

1 cucharadita de jengibre rallado

½ cucharadita de cúrcuma en polvo

Direcciones:

Mezcla las lentejas, los guisantes, el tomate, el agua, el ajo, la cebolla, el comino, el jengibre y la cúrcuma. Remueva bien y cierre la tapa. Cocine a alta presión durante doce minutos, y luego demande una liberación rápida. Servir caliente.

La nutrición:

Calorías: 202 Proteínas: 5 Gramos Grasas: 4 Gramos Carbohidratos: 14 Gramos

Puerros e hinojo

Tiempo de preparación: 10 minutos

Tiempo de cocción: 15 minutos

Raciones: 2

Ingredientes:

1 bulbo de hinojo picado

½ taza de caldo de verduras, bajo en sodio

1 cucharada de aceite de oliva

1 puerro picado

Pimienta negra al gusto

Direcciones:

Mezcle el hinojo, el puerro, el aceite, el caldo y la pimienta. Cierre la tapa y cocine a alta presión durante quince minutos.

Utiliza un cierre rápido y sírvelo caliente.

La nutrición:

Calorías: 162

Proteínas: 7 gramos

Grasa: 5 gramos

Carbohidratos: 7 gramos

Cintas de calabaza de verano con limón y ricotta

Tiempo de preparación: 20 minutos

Tiempo de cocción: 0 minutos

Porciones: 4

Ingredientes:

2 calabacines medianos o calabazas amarillas

½ taza de queso ricotta

2 cucharadas de menta fresca picada, más hojas de menta para decorar

2 cucharadas de perejil fresco picado

Ralladura de ½ limón

2 cucharaditas de zumo de limón

½ cucharadita de sal kosher

¼ de cucharadita de pimienta negra recién molida

1 cucharada de aceite de oliva virgen extra

Direcciones:

Con un pelador de verduras, haga cintas pelando la calabaza de verano a lo largo. Las cintas de calabaza se parecerán a la pasta ancha, los pappardelle.

En un bol mediano, combine el queso ricotta, la menta, el perejil, la ralladura de limón, el zumo de limón, la sal y la pimienta negra.

Colocar los montones de cintas de calabaza de forma uniforme en 4 platos y colocar la mezcla de ricotta por encima. Rociar con el aceite de oliva y decorar con las hojas de menta.

La nutrición:

Calorías: 90

Grasa total: 6g

Grasas saturadas: 2g

Colesterol: 10mg

Sodio: 180mg

Potasio: 315mg

Carbohidratos totales: 5g

Fibra: 1g

Azúcares: 3g

Proteínas: 5g

Magnesio: 25mg

Calcio: 105mg

Berza salteada con tomate y ajo

Tiempo de preparación: 5 minutos

Tiempo de cocción: 10 minutos

Porciones: 4

Ingredientes: 1 cucharada de aceite de oliva virgen extra

4 dientes de ajo, cortados en rodajas

¼ de cucharadita de copos de pimienta roja

2 manojos de col rizada, sin tallo y cortada en trozos o en pedazos

1 lata (14,5 onzas) de tomates picados sin sal

½ cucharadita de sal kosher

Instrucciones: Calentar el aceite de oliva en un wok o sartén grande a fuego medio-alto. Añada el ajo y las hojuelas de pimiento rojo, y saltee hasta que estén fragantes, unos 30 segundos. Añada la col rizada y saltee, de 3 a 5 minutos, hasta que la col rizada se reduzca un poco. Añada los tomates y la sal, remueva y cocine de 3 a 5 minutos, o hasta que el líquido se reduzca y la col rizada se cocine más y quede tierna.

Nutrición: Calorías: 110 Grasa total: 5g

Grasas saturadas: 1g Colesterol: 0mg Sodio: 222mg

Potasio 535mg Carbohidratos totales: 15g Fibra: 6g

Azúcares: 6g Proteínas: 6g Magnesio 50mg Calcio: 182mg

Brócoli asado con salsa de yogur de tahini

Tiempo de preparación: 15 minutos

Tiempo de cocción: 30 minutos

Porciones: 4

Ingredientes:

1½ a 2 libras de brócoli, con el tallo recortado y cortado en rodajas, la cabeza cortada en ramilletes

1 limón, cortado en rodajas de ¼ de pulgada de grosor

3 cucharadas de aceite de oliva virgen extra

½ cucharadita de sal kosher

¼ de cucharadita de pimienta negra recién molida

½ taza de yogur griego natural

2 cucharadas de tahini

1 cucharada de zumo de limón

¼ de cucharadita de sal kosher

1 cucharadita de semillas de sésamo, para decorar (opcional)

Direcciones:

Precaliente el horno a 425°F. Forrar una bandeja para hornear con papel pergamino o papel de aluminio.

En un bol grande, mezcle el brócoli, las rodajas de limón, el aceite de oliva, la sal y la pimienta negra. Colocar el brócoli en una sola capa en la bandeja del horno preparada. Asar 15 minutos, remover y asar otros 15 minutos, hasta que se dore.

PARA HACER LA SALSA DE TAHINI Y YOGUR

En un bol mediano, combine el yogur, el tahini, el zumo de limón y la sal; mezcle bien.

Extender la salsa de tahini y yogur en una fuente o plato grande y cubrir con el brócoli y las rodajas de limón. Adornar con las semillas de sésamo (si se desea).

La nutrición:

Calorías: 245

Grasa total: 16g

Grasas saturadas: 2g

Colesterol: 2mg

Sodio: 305mg

Potasio: 835 mg

Carbohidratos totales: 20g

Fibra: 7g

Azúcares: 6g

Proteínas: 12g Magnesio 65mg Calcio: 185mg

Judías verdes con piñones y ajo

Tiempo de preparación: 10 minutos

Tiempo de cocción: 20 minutos

Raciones: 4-6

Ingredientes:

1 libra de judías verdes, recortadas

1 cabeza de ajo (10 a 12 dientes), machacada

2 cucharadas de aceite de oliva virgen extra - ½ cucharadita de sal kosher

¼ de cucharadita de copos de pimienta roja - 1 cucharada de vinagre de vino blanco

¼ de taza de piñones tostados

Instrucciones: Precalentar el horno a 425°F. Forre una bandeja para hornear con papel pergamino o papel de aluminio. En un tazón grande, combine las judías verdes, el ajo, el aceite de oliva, la sal y las hojuelas de pimiento rojo y mezcle. Colóquelas en una sola capa en la bandeja para hornear. Asar durante 10 minutos, remover y asar otros 10 minutos, o hasta que se doren. Mezclar las judías verdes cocidas con el vinagre y cubrirlas con los piñones.

La nutrición:

Calorías: 165 Grasas totales: 13g Grasas saturadas: 1g Colesterol: 0mg

Sodio: 150mg Potasio 325mg Carbohidratos totales: 12g Fibra: 4g

Azúcares: 4g Proteínas: 4g Magnesio 52mg Calcio: 60mg

Zanahorias asadas con harissa

Tiempo de preparación: 10 minutos

Tiempo de cocción: 15 minutos

Porciones: 4

Ingredientes:

1 libra de zanahorias, peladas y cortadas en rodajas de 1 pulgada de grosor

2 cucharadas de aceite de oliva virgen extra

2 cucharadas de harissa

1 cucharadita de miel

1 cucharadita de comino molido

½ cucharadita de sal kosher

½ taza de perejil fresco picado

Direcciones:

Precaliente el horno a 450°F. Forrar una bandeja para hornear con papel pergamino o papel de aluminio. En un bol grande, combine las zanahorias, el aceite de oliva, la harissa, la miel, el comino y la sal. Colocarlas en una sola capa en la bandeja del horno. Asar durante 15 minutos. Retirar del horno, añadir el perejil y mezclar.

Nutrición: Calorías: 120 Grasas totales: 8g Grasas saturadas: 1gColesterol: 0mg

Sodio: 255mg Potasio 415mg Carbohidratos totales: 13g Fibra: 4g

Azúcares: 7g Proteínas: 1g Magnesio 18mg Calcio: 53mg

Pepinos con feta, menta y zumaque

Tiempo de preparación: 15 minutos

Tiempo de cocción: 0 minutos

Porciones: 4

Ingredientes:

1 cucharada de aceite de oliva virgen extra

1 cucharada de zumo de limón

2 cucharaditas de zumaque molido

½ cucharadita de sal kosher

2 pepinos de invernadero o ingleses, cortados en dados

¼ de taza de queso feta desmenuzado

1 cucharada de menta fresca picada

1 cucharada de perejil fresco picado - ⅛ cucharadita de copos de pimienta roja

Instrucciones: En un bol grande, bata el aceite de oliva, el zumo de limón, el zumaque y la sal. Añadir el pepino y el queso feta y mezclar bien. Pasar a una fuente y espolvorear con la menta, el perejil y las escamas de pimiento rojo.

Nutrición: Calorías: 85 Grasas totales: 6g Grasas saturadas: 2g Colesterol: 8mg

Sodio: 230mg Potasio: 295mg Carbohidratos totales: 8g Fibra: 1g

Azúcares: 4g Proteínas: 3g Magnesio: 27mg Calcio: 80mg

Bruschetta de tomates cherry

Tiempo de preparación: 15 minutos

Tiempo de cocción: 0 minutos

Porciones: 4

Ingredientes:

8 onzas de tomates cherry variados, cortados por la mitad

⅓ taza de hierbas frescas picadas (como albahaca, perejil, estragón, eneldo)

1 cucharada de aceite de oliva virgen extra

¼ de cucharadita de sal kosher

⅛ cucharadita de pimienta negra recién molida

¼ de taza de queso ricotta

4 rebanadas de pan integral tostado

Direcciones:

Combine los tomates, las hierbas, el aceite de oliva, la sal y la pimienta negra en un cuenco mediano y mézclelos suavemente. Extienda una cucharada de queso ricotta en cada rebanada de pan tostado. Coloque una cuarta parte de la mezcla de tomate en cada bruschetta. Si lo desea, adorne con más hierbas.

Nutrición: Calorías: 100 Grasas totales: 6g Grasas saturadas: 1g Colesterol: 5mg

Sodio: 135mg Potasio: 210mg Carbohidratos totales: 10g

Fibra: 2g Azúcares: 2g Proteínas: 4g Magnesio: 22mg Calcio: 60mg

Hummus de pimientos rojos asados

Tiempo de preparación: 15 minutos

Tiempo de cocción: 0 minutos

Raciones: 2 tazas

Ingredientes:

1 lata (15 onzas) de garbanzos bajos en sodio, escurridos y enjuagados

3 onzas de pimientos rojos asados en frasco, escurridos

3 cucharadas de tahini

3 cucharadas de zumo de limón

1 diente de ajo pelado

¾ de cucharadita de sal kosher

¼ de cucharadita de pimienta negra recién molida

3 cucharadas de aceite de oliva virgen extra

¼ de cucharadita de pimienta de cayena (opcional)

Hierbas frescas, picadas, para decorar (opcional)

Direcciones:

En un procesador de alimentos, añada los garbanzos, los pimientos rojos, el tahini, el zumo de limón, el ajo, la sal y la pimienta negra. Pulse de 5 a 7 veces. Añadir el aceite de oliva y procesar hasta que quede suave. Añadir la pimienta de cayena y adornar con hierbas picadas, si se desea.

La nutrición:

Calorías: 130

Grasa total: 8g

Grasas saturadas: 1g

Colesterol: 0mg

Sodio: 150mg

Potasio: 125mg

Carbohidratos totales: 11g

Fibra: 2g

Azúcares: 1g

Proteínas: 4g

Magnesio: 20 mg

Calcio: 48mg

Baba Ganoush de berenjena al horno

Tiempo de preparación: 10 minutos

Tiempo de cocción: 1 hora

Porciones: 4

Ingredientes:

2 libras (aproximadamente 2 berenjenas medianas o grandes)

3 cucharadas de tahini

Ralladura de 1 limón

2 cucharadas de zumo de limón

¾ de cucharadita de sal kosher

½ cucharadita de zumaque molido, más para espolvorear (opcional)

⅓ taza de perejil fresco picado

1 cucharada de aceite de oliva virgen extra

Direcciones:

Precaliente el horno a 350°F. Coloque las berenjenas directamente en la rejilla y hornee durante 60 minutos, o hasta que la piel esté arrugada.

En un procesador de alimentos, añada la tahina, la ralladura de limón, el zumo de limón, la sal y el zumaque. Abrir con cuidado las berenjenas horneadas y vaciar la pulpa en el procesador de alimentos. Procese hasta que los ingredientes estén bien mezclados.

Colocar en una fuente y mezclar con el perejil. Rociar con el aceite de oliva y espolvorear con zumaque, si se desea.

La nutrición:

Calorías: 50

Grasa total: 4g

Grasas saturadas: 1g

Colesterol: 0mg

Sodio: 110mg

Potasio: 42mg

Carbohidratos totales: 2g

Fibra: 1g

Azúcares: 0g

Proteínas: 1g

Magnesio: 7mg

Calcio: 28mg

Dip de romesco de judías blancas

Tiempo de preparación: 10 minutos

Tiempo de cocción: 0 minutos

Porciones: 4

Ingredientes:

2 pimientos rojos, o 1 tarro (12 onzas) de pimientos rojos dulces asados en agua, escurridos

2 dientes de ajo pelados

½ taza de almendras tostadas sin sal

1 pan de pita multicereales de 15 centímetros, cortado en trozos pequeños

1 cucharadita de copos de pimienta roja

1 lata (14,5 onzas) de tomates picados sin sal

1 lata (14,5 onzas) de judías cannellini bajas en sodio, escurridas y enjuagadas

1 cucharada de perejil fresco picado

1 cucharadita de pimentón dulce o ahumado

1 cucharadita de sal kosher

¼ de cucharadita de pimienta negra

¼ de taza de aceite de oliva virgen extra

2 cucharadas de vinagre de vino tinto

2 cucharaditas de zumo de limón (opcional)

Direcciones:

Si utiliza pimientos crudos, áselos siguiendo los pasos (véase *el consejo*) y, a continuación, córtelos en trozos grandes. Si utiliza pimientos asados de bote, proceda al paso 2.

En un procesador de alimentos, añadir el ajo y pulsar hasta que esté bien picado. Raspe las paredes del bol y añada las almendras, la pita y las hojuelas de pimiento rojo, y procese hasta que esté picado. Raspe las paredes del bol y añada los pimientos, los tomates, las judías, el perejil, el pimentón, la sal y la pimienta negra. Procesar hasta que quede suave.

Con el procesador de alimentos en marcha, añadir el aceite de oliva y el vinagre, y procesar hasta que quede suave. Pruebe y añada el zumo de limón para darle brillo, si lo desea.

La nutrición:

Calorías: 180

Grasa total: 10g

Grasas saturadas: 1g

Colesterol: 0mg

Sodio: 285mg

Potasio: 270mg Carbohidratos totales: 20g Fibra: 4g

Azúcares: 3g Proteínas: 6g Magnesio 40mg Calcio: 65mg

Tomate asado Caprese

Tiempo de preparación: 15 minutos

Tiempo de cocción: 30 minutos

Porciones: 4

Ingredientes:

2 pintas (unas 20 onzas) de tomates cherry

6 ramitas de tomillo

6 dientes de ajo machacados

2 cucharadas de aceite de oliva virgen extra

½ cucharadita de sal kosher

8 onzas de mozzarella fresca sin sal, cortada en rodajas del tamaño de un bocado

¼ de taza de albahaca, picada o cortada en cintas

Pan integral crujiente para servir

Direcciones:

Precaliente el horno a 350°F. Forrar una bandeja para hornear con papel pergamino o papel de aluminio.

Ponga los tomates, el tomillo, el ajo, el aceite de oliva y la sal en un bol grande y mézclelos. Colóquelos en la bandeja del horno preparada en una sola capa. Asar durante 30 minutos, o hasta que los tomates estén reventados y jugosos.

Colocar la mozzarella en una fuente o en un bol. Vierta toda la mezcla de tomate, incluidos los jugos, sobre la mozzarella. Adornar con la albahaca.

Servir con pan crujiente.

La nutrición:

Calorías: 250

Grasa total: 17g

Grasas saturadas: 7g

Colesterol: 31mg

Sodio: 157mg

Potasio: 425mg

Carbohidratos totales: 9g

Fibra: 2g

Azúcares: 4g

Proteínas: 17g

Magnesio: 35mg

Calcio: 445mg

Crepe italiano con hierbas y cebolla

Tiempo de preparación: 15 minutos

Tiempo de cocción: 20 minutos por crepe

Porciones: 6

Ingredientes:

2 tazas de agua fría

1 taza de harina de garbanzos

½ cucharadita de sal kosher

¼ de cucharadita de pimienta negra recién molida

3½ cucharadas de aceite de oliva virgen extra, divididas

½ cebolla, cortada en juliana

½ taza de hierbas frescas picadas (el tomillo, la salvia y el romero están bien solos o mezclados)

Direcciones:

En un bol grande, bata el agua, la harina, la sal y la pimienta negra. Añadir 2 cucharadas de aceite de oliva y batir. Deje la masa a temperatura ambiente durante al menos 30 minutos.

Precaliente el horno a 450°F. Coloca una sartén de hierro fundido de 12 pulgadas o una sartén apta para el horno para que se caliente mientras el horno toma temperatura.

Sacar la sartén caliente del horno con cuidado, añadir ½ cucharada de aceite de oliva y un tercio de la cebolla, remover y volver a meter la sartén en el horno. Cocinar, removiendo de vez en cuando, hasta que las cebollas estén doradas, de 5 a 8 minutos.

Saque el molde del horno y vierta un tercio de la masa (aproximadamente 1 taza), espolvoree un tercio de las hierbas y vuelva a meterlo en el horno. Hornee durante 10 minutos, o hasta que esté firme y los bordes estén cuajados.

Aumentar el ajuste del horno a la parrilla y cocinar de 3 a 5 minutos, o hasta que se dore. Pase la crepe a la tabla de cortar y repita la operación dos veces más. Parta las crepes por la mitad y córtelas en trozos. Servir calientes o a temperatura ambiente.

La nutrición:

Calorías: 135

Grasa total: 9g

Grasas saturadas: 1g

Colesterol: 0mg

Sodio: 105mg

Potasio: 165mg

Carbohidratos totales: 11g Fibra: 2g

Azúcares: 2g Proteínas: 4g Magnesio 30mg Calcio: 20mg

Pizza de pita con aceitunas, feta y cebolla roja

Tiempo de preparación: 15 minutos

Tiempo de cocción: 10 minutos

Porciones: 4

Ingredientes:

4 (6 pulgadas) pitas de trigo integral

1 cucharada de aceite de oliva virgen extra

½ taza de hummus (comprado en la tienda o *hummus de pimientos rojos asados*)

½ pimiento, cortado en juliana

½ cebolla roja, cortada en juliana

¼ de taza de aceitunas, sin hueso y picadas

¼ de taza de queso feta desmenuzado

¼ de cucharadita de copos de pimienta roja

¼ de taza de hierbas frescas picadas (menta, perejil, orégano o una mezcla)

Direcciones:

Precalentar la parrilla a baja temperatura. Forrar una bandeja para hornear con papel pergamino o papel de aluminio.

Colocar las pitas en la bandeja de horno preparada y pincelar ambos lados con el aceite de oliva. Asar de 1 a 2 minutos por lado hasta que empiecen a dorarse.

Untar cada pita con 2 cucharadas de humus. Cubre las pitas con el pimiento, la cebolla, las aceitunas, el queso feta y los copos de pimiento rojo. Asar de nuevo hasta que el queso se ablande y empiece a dorarse, de 4 a 6 minutos, con cuidado de no quemar las pitas.

Retirar de la parrilla y cubrir con las hierbas.

La nutrición:

Calorías: 185

Grasa total: 11g

Grasas saturadas: 2g

Colesterol: 8mg

Sodio: 285mg

Potasio: 13mg

Carbohidratos totales: 17g

Fibra: 3g

Azúcares: 3g

Proteínas: 5g

Magnesio: 18mg

Garbanzos Za'atar asados

Tiempo de preparación: 5 minutos

Tiempo de cocción: 1 hora

Porciones: 8

Ingredientes:

3 cucharadas de za'atar

2 cucharadas de aceite de oliva virgen extra

½ cucharadita de sal kosher

¼ de cucharadita de pimienta negra recién molida

4 tazas de garbanzos cocidos, o 2 latas (15 onzas), escurridas y enjuagadas

Instrucciones: Precalentar el horno a 400°F. Forre una bandeja para hornear con papel de aluminio o papel pergamino. En un bol grande, combine el za'atar, el aceite de oliva, la sal y la pimienta negra. Añadir los garbanzos y mezclar bien. Extienda los garbanzos en una sola capa en la bandeja de horno preparada. Hornear durante 45 a 60 minutos, o hasta que estén dorados y crujientes. Enfriar y guardar en un recipiente hermético a temperatura ambiente hasta 1 semana.

Nutrición: Calorías: 150

Grasa total: 6g Grasa saturada: 1g Colesterol: 0mg Sodio: 230mg

Potasio 182mg Carbohidratos totales: 17g; Fibra 6g Azúcares: 3g

Proteínas: 6g Magnesio 32mg Calcio: 52mg

Aceitunas de romero asadas

Tiempo de preparación: 5 minutos

Tiempo de cocción: 25 minutos

Porciones: 4

Ingredientes:

1 taza de aceitunas variadas, deshuesadas y enjuagadas

2 cucharadas de zumo de limón

1 cucharada de aceite de oliva virgen extra

6 dientes de ajo pelados

4 ramitas de romero

Direcciones:

Precaliente el horno a 400°F. Forrar la bandeja del horno con papel pergamino o papel de aluminio. Combine las aceitunas, el jugo de limón, el aceite de oliva y el ajo en un tazón mediano y mezcle. Extienda en una sola capa en la bandeja para hornear preparada. Espolvorear el romero. Asar durante 25 minutos, removiendo a mitad de camino. Retire las hojas de romero del tallo y colóquelas en una fuente para servir. Añadir las aceitunas y mezclar antes de servir.

Nutrición: Calorías: 100 Grasas totales: 9g Grasas saturadas: 1g Colesterol: 0mg

Sodio: 260mg Potasio 31mg Carbohidratos totales: 4g Fibra: 0g

Azúcares: 0g Proteínas: 0g Magnesio 3mg Calcio: 11mg

Chips de manzana con canela crujiente

Tiempo de preparación: 15 minutos

Tiempo de cocción: 1 hora y 15 minutos

Porciones: 4

Ingredientes:

3 manzanas, cortadas en rodajas finas y sin semillas

1 cucharada de canela molida

1 cucharadita de azúcar granulado

¼ de cucharadita de sal kosher

Direcciones:

Precaliente el horno a 275°F. Cubra una bandeja para hornear con spray para cocinar. En un bol grande, bata la canela, el azúcar y la sal. Añada las rodajas de manzana y remuévalas para cubrirlas uniformemente. Alinear las rodajas de manzana en la bandeja del horno y asarlas durante 45 minutos, luego darles la vuelta y asarlas durante otros 45 minutos, hasta que estén secas y crujientes. Una vez enfriado, guárdelo en un recipiente hermético o en una bolsa de plástico hasta 7 días.

La nutrición:

Calorías totales: 80 Grasas totales: 0g Grasas saturadas: 0g

Colesterol: 0mg Sodio: 147mg Potasio: 155mg

Carbohidratos totales: 21g Fibra: 4g Azúcares: 15g Proteínas: 0g

Bocaditos energéticos de coco y dátiles

Tiempo de preparación: 10 minutos

Tiempo de cocción: 0 minutos

Porciones: 4

Ingredientes:

12 dátiles Medjool sin hueso

½ taza de coco rallado sin azúcar

½ taza de nueces o almendras picadas

1½ cucharadas de aceite de coco derretido

Direcciones:

Coloque todos los ingredientes en un procesador de alimentos y pulse hasta que la mezcla se convierta en una pasta. Formar bocados de 2 pulgadas, colocarlos en un recipiente hermético y guardarlos en la nevera hasta 2 semanas.

La nutrición:

Calorías totales: 110

Grasa total: 6g

Grasas saturadas: 3g

Colesterol: 0mg Sodio: 1mg Potasio: 151mg

Carbohidratos totales: 16g Fibra: 2g Azúcares: 13g Proteínas: 1g

Chips de hortalizas asadas con salsa de yogur y cebolla francesa

Tiempo de preparación: 20 minutos

Tiempo de cocción: 20 minutos

Porciones: 6

Ingredientes:

PARA LOS CHIPS DE HORTALIZAS ASADAS:

1 batata

1 patata Yukon Gold

1 remolacha

3 cucharadas de aceite de canola

¼ de cucharadita de sal kosher

PARA LA SALSA DE YOGUR CON CEBOLLA FRANCESA:

1 cucharada de aceite de canola

1 cebolla amarilla, pelada y cortada en rodajas finas

3 dientes de ajo, pelados y picados

1 taza de yogur griego descremado

1 cucharada de mayonesa

1 cucharadita de salsa Worcestershire

½ cucharadita de pimienta negra molida

½ cucharadita de cebolla en polvo - ¼ de cucharadita de sal kosher o marina

¼ de cucharadita de mostaza seca en polvo, ⅛ de cucharadita de pimienta de cayena molida

PARA HACER LOS CHIPS DE TUBÉRCULOS ASADOS:

Direcciones:

Precaliente el horno a 425°F. Cubre una bandeja de horno grande con spray para cocinar.

Corta el boniato, la patata Yukon Gold y la remolacha en rodajas finas con una mandolina. Ten cuidado. Bañarlas en el aceite de canola y espolvorearlas con la sal. Asar durante unos 16 minutos, dándoles la vuelta a los 8 minutos, hasta que estén crujientes y ligeramente dorados.

PARA HACER LA SALSA DE YOGUR CON CEBOLLA FRANCESA:

Calentar el aceite de canola en una sartén a fuego medio-bajo. Añada la cebolla y saltéela de 8 a 10 minutos, hasta que se caramelice y se dore. Incorpore el ajo y cocine hasta que esté fragante, aproximadamente 1 minuto. Pasar la mezcla a un bol y añadir el yogur griego, la mayonesa, la salsa Worcestershire, la pimienta negra, la cebolla en polvo, la sal, la mostaza en polvo y la pimienta de cayena. Mezclar hasta que se combinen.Las patatas fritas están mejor si se sirven inmediatamente. La salsa se conserva en el frigorífico durante 5 días.

Nutrición: Calorías totales: 168 Grasa total: 11g

Grasas saturadas: 1g Colesterol: 2mg Sodio: 266mg Potasio: 342mg

Carbohidratos totales: 13g Fibra: 1g Azúcares: 5gProteína: 5g

Palomitas de queso para cocinar

Tiempo de preparación: 10 minutos

Tiempo de cocción: 0 minutos

Porciones: 15

Ingredientes:

¼ de taza de aceite de canola

½ taza de granos de maíz blanco o amarillo

3 cucharadas de levadura nutricional

½ cucharadita de sal kosher

Direcciones:

Calentar el aceite de canola a fuego medio-alto en una olla grande. Añada los granos de palomitas y tape la olla. Deje que se cocinen, agitando la olla periódicamente, hasta que dejen de saltar. Retirar del fuego, pasar a un bol grande y añadir la levadura nutricional y la sal, agitando el bol para cubrir las palomitas calientes.

La nutrición:

Calorías totales: 54 Grasa total: 4g

Grasas saturadas: 0g Colesterol: 0mg Sodio: 77mg Potasio: 0mg

Carbohidratos totales: 5g Fibra: 1g Azúcares: 0g Proteínas: 1g

Mezcla de frutos secos dulces y salados

Tiempo de preparación: 10 minutos

Tiempo de cocción: 45 minutos

Porciones: 6

Ingredientes:

1 cucharada de chile en polvo

½ cucharada de canela molida

½ cucharada de azúcar granulada

1 cucharadita de jengibre molido

½ cucharadita de sal kosher o marina

¼ de cucharadita de pimienta de cayena molida (opcional)

2 claras de huevo grandes

½ taza de cacahuetes sin sal

½ taza de almendras sin sal

¼ de taza de anacardos sin sal

Direcciones:

Precaliente el horno a 300°F. Cubra una bandeja para hornear con aceite en aerosol.

En un bol pequeño, bata el chile en polvo, la canela, el azúcar, el jengibre, la sal y la pimienta de cayena, si la utiliza.

En un bol más grande, bata las claras de huevo hasta que estén ligeramente espumosas. A continuación, añada los cacahuetes, las almendras y los anacardos. Cuando los cacahuetes, las almendras y los anacardos estén cubiertos, añada la mezcla de especias hasta que se combinen.

Pasarlas a la bandeja de horno y repartirlas uniformemente. Hornear durante 40 a 45 minutos, hasta que estén ligeramente dorados.

Una vez enfriado, guárdelo en un recipiente hermético o en una bolsa de plástico hasta 2 ó 3 semanas.

La nutrición:

Calorías totales: 204

Grasa total: g16

Grasas saturadas: 2g

Colesterol: 0mg

Sodio: 227mg

Potasio: 257mg

Carbohidratos totales: 11g

Fibra: 3g

Azúcares: 3g

Proteínas: 8g

Chapter 10: Recetas de postres

Manzanas al horno con canela

Tiempo de preparación: 5 minutos

Tiempo de cocción: 45 minutos

Porciones: 4

Ingredientes:

4 manzanas, sin corazón, peladas y cortadas en rodajas finas

½ cucharada de canela molida

¼ de taza de azúcar moreno

¼ de cucharadita de nuez moscada molida

Opcional: 2 cucharaditas de zumo de limón recién exprimido

Direcciones:

Precaliente el horno a 375°F. Coloque las manzanas en un bol y mezcle suavemente todos los demás ingredientes. Ponga las manzanas en una sartén antiadherente. Tapar y meter en el horno. Hornee durante 45 minutos, removiendo al menos una vez cada 15 minutos. Una vez que estén blandas, cocine unos minutos más para espesar la salsa de canela. Servir.

Nutrición: Calorías totales: 117 Grasas totales: 1g Grasas saturadas: 0g

Colesterol: 0mg Sodio: 4mg Potasio: 206mg

Carbohidratos totales: 34g Fibra: 5g Azúcares: 28g Proteínas: 0g

Tarta de chocolate en una taza

Tiempo de preparación: 5 minutos

Tiempo de cocción: 1 minuto

Porciones: 1

Ingredientes:

3 cucharadas de harina blanca integral

2 cucharadas de cacao en polvo sin azúcar

2 cucharaditas de azúcar

⅛ cucharadita de levadura en polvo

1 clara de huevo - ½ cucharadita de aceite de oliva

3 cucharadas de leche descremada o baja en grasas -½ cucharadita de extracto de vainilla

Spray de cocina

Instrucciones: Poner la harina, el cacao, el azúcar y la levadura en polvo en un bol pequeño y batir hasta que se combinen. A continuación, añada la clara de huevo, el aceite de oliva, la leche y el extracto de vainilla y mézclelo todo. Rocíe una taza con aceite en aerosol y vierta la masa en la taza. Caliéntela en el microondas durante 60 segundos o hasta que esté lista. Servir.

Nutrición: Calorías totales: 217 Grasas totales: 4g

Grasas saturadas: 1g Colesterol: 1mg Sodio: 139mg Potasio: 244mg

Carbohidratos totales: 35g Fibra: 7g Azúcares: 12g Proteínas: 11g

Helado de mantequilla de cacahuete y plátano

Tiempo de preparación: 10 minutos

Tiempo de cocción: 0 minutos

Porciones: 4

Ingredientes:

4 plátanos muy maduros, pelados y cortados en aros de ½ pulgada

2 cucharadas de mantequilla de cacahuete

Direcciones:

En una bandeja grande para hornear o en un plato, repartir las rodajas de plátano en una capa uniforme. Congele durante 1 o 2 horas.

En un procesador de alimentos o en una batidora, haga un puré con el plátano congelado hasta que se forme una mezcla suave y cremosa, raspando el bol cuando sea necesario. Añada la mantequilla de cacahuete y hágala puré hasta que esté bien mezclada. Para obtener una consistencia de helado suave, servir inmediatamente. Para obtener una consistencia más dura, coloque el helado en el congelador durante unas horas antes de servirlo.

La nutrición:

Calorías totales: 153

Grasa total: 4g

Grasas saturadas: 1g Colesterol: 0mg Sodio: 4mg Potasio: 422mg

Carbohidratos totales: 29g Fibra: 4g Azúcares: 15g Proteínas: 3g

Mousse de crema de plátano y de castañas de cajón

Tiempo de preparación: 55 minutos

Tiempo de cocción: 0 minutos

Raciones: 2

Ingredientes:

½ taza de anacardos, previamente remojados

1 cucharada de miel

1 cucharadita de extracto de vainilla

1 plátano grande, cortado en rodajas (reservar 4 rodajas para decorar)

1 taza de yogur griego natural sin grasa

Direcciones:

Poner los anacardos en un bol pequeño y cubrirlos con 1 taza de agua. Déjelos en remojo a temperatura ambiente de 2 a 3 horas. Escurrirlos, enjuagarlos y reservarlos. Ponga la miel, el extracto de vainilla, los anacardos y los plátanos en una batidora o procesador de alimentos. Mezclar hasta que esté suave. Poner la mezcla en un bol mediano. Incorporar el yogur y mezclar bien. Tapar. Enfriar en el frigorífico, tapado, durante al menos 45 minutos. Sirva la mousse en 2 tazones. Adorne cada uno con 2 rodajas de plátano.

Nutrición: Calorías totales: 329 Grasa total: 14g

Grasas saturadas: 3g Colesterol: 8mg Sodio: 64mg Potasio: 507mg

Carbohidratos totales: 37g Fibra: 3g Azúcares: 24g Proteínas: 17g

Tarta de melocotón y arándanos

Tiempo de preparación: 10 minutos

Tiempo de cocción: 30 minutos

Raciones: 6-8

Ingredientes:

1 hoja de hojaldre congelada

1 taza de arándanos frescos

4 melocotones, sin hueso y en rodajas

3 cucharadas de azúcar

2 cucharadas de maicena

1 cucharada de zumo de limón recién exprimido

Spray de cocina

1 cucharada de leche descremada o baja en grasas

Azúcar glas, para espolvorear

Direcciones:

Descongele el hojaldre a temperatura ambiente durante al menos 30 minutos.

Precaliente el horno a 400°F.

En un bol grande, mezcle los arándanos, los melocotones, el azúcar, la maicena y el zumo de limón.

Rocíe un molde redondo para tartas con aceite en aerosol.

Despliegue la masa y colóquela en el molde preparado.

Colocar las rodajas de melocotón de forma que se superpongan ligeramente. Esparcir los arándanos por encima de los melocotones.

Coloque la masa sobre la parte exterior de la fruta y presione los pliegues firmemente. Untar con leche.

Hornear en el tercio inferior del horno hasta que la corteza esté dorada, unos 30 minutos.

Enfriar sobre una rejilla.

Espolvorear la pasta con azúcar glas. Servir.

La nutrición:

Calorías totales: 119

Grasa total: 3g

Grasas saturadas: 1g

Colesterol: 0mg

Sodio: 21mg

Potasio: 155mg

Carbohidratos totales: 23g Fibra: 2g Azúcares: 15gProteína: 1g

Patatas fritas de chirivía con Sriracha

Tiempo de preparación: 10 minutos

Tiempo de cocción: 25 minutos

Porciones: 4

Ingredientes:

1 libra de chirivías, peladas y cortadas en tiras de 3 × ½ pulgadas

1 cucharada de aceite de oliva

1 cucharadita de romero seco

Sriracha al gusto

Sal y pimienta al gusto

Direcciones:

Precaliente el horno a 450°F. Mezcla las chirivías, el romero y el aceite en un bol mediano. Sazone con sal, pimienta y sriracha al gusto y mezcle para cubrir. Coloque las chirivías en una bandeja para hornear asegurándose de que las tiras no se superpongan. (Si se tocan se pondrán blandas en lugar de crujientes). Hornear durante 10 minutos. Dar la vuelta y asar hasta que las chirivías estén doradas en algunos puntos, de 10 a 15 minutos más. Si quiere que queden más crujientes, encienda la parrilla durante los últimos 2 ó 3 minutos. Sacar del horno y disfrutar.

Nutrición: Calorías totales: 112 Grasas totales: 4g Grasas saturadas: 1g

Colesterol: 0mg Sodio: 12mg Potasio: 419mg

Carbohidratos totales: 20g Fibra: 4g Azúcares: 5g Proteínas: 2g

Chips de tortilla de fresa

Tiempo de preparación: 10 minutos

Tiempo de cocción: 25 minutos

Porciones: 6

Ingredientes:

15 de fresa

¼ cucharadita de cayena

2 cucharadas de aceite de oliva virgen extra ecológico

12 tortillas integrales de grano

1 cucharada de chile en polvo

Direcciones:

Extiende las tortillas por la bandeja de horno forrada, añade el aceite, el chile en polvo, la fresa y la cayena, revuelve, introduce en el horno y hornea a 350 0F durante 25 minutos.

Dividir en cuencos y servir como guarnición.

Que lo disfrutes.

Nutrición: Calorías: 199 Grasas: 3 g

Carbohidratos: 12 g Proteínas: 5 g Azúcares: 7 g Sodio: 9,8 mg

Arroz con leche de almendras

Tiempo de preparación: 10 minutos

Tiempo de cocción: 30 minutos

Raciones: 3-4

Ingredientes:

¼ c. de azúcar

1 cucharadita de vainilla

3 c. de leche

1 taza de arroz blanco

¼ de taza de almendras tostadas

Canela

¼ cucharadita de extracto de almendra

Direcciones:

Junta la leche y el arroz en una cacerola y hiérvelo bajando el fuego durante media hora con la tapa puesta hasta que el arroz se ablande un poco.

Se retira del fuego y se pone el azúcar, la almendra, la vainilla y la canela.

Aderece las almendras tostadas en la parte superior y cómalo caliente.

Nutrición: Calorías: 80 Grasas: 1,5 g

Carbohidratos: 16 g Proteínas: 1 g Azúcares: 7 g Sodio: 121,4 mg

Mezcla de batatas y manzanas

Tiempo de preparación: 10 minutos

Tiempo de cocción: 1 hora y 10 minutos

Porciones: 1

Ingredientes:

1 cucharada de mantequilla baja en grasa

½ libra de manzanas descorazonadas y picadas

2 cucharadas de agua

2 libras de batatas

Direcciones:

Disponga las patatas alrededor de la bandeja de horno forrada, hornéelas a 400 0F durante una hora, pélelas y hágalas puré en el procesador de carne.

Poner las manzanas en la misma olla, añadir el río, llevar a ebullición a fuego medio, reducir la temperatura y cocinar durante diez minutos.

Páselo a su bol, añada el puré de patatas, remuévalo bien y sírvalo todos los días.

Que lo disfrutes.

Nutrición: Calorías: 140

Grasa: 1 g Carbohidratos: 8 g Proteínas: 6 g Azúcares: 2,6 g Sodio: 493,3 mg

Plátanos salteados con salsa de naranja

Tiempo de preparación: 5 minutos

Tiempo de cocción: 5 minutos

Porciones: 4

Ingredientes:

¼ de taza de zumo de naranja puro congelado

2 cucharadas de margarina

¼ de taza de almendras laminadas

1 cucharadita de ralladura de naranja

1 cucharadita de jengibre fresco rallado

4 plátanos maduros firmes y cortados en rodajas

1 cucharadita de canela

Instrucciones: Derretir la margarina a fuego medio en una sartén grande, hasta que burbujee pero antes de que empiece a dorarse. Añada la canela, el jengibre y la ralladura de naranja. Cocinar, sin dejar de remover, durante 1 minuto antes de añadir el zumo de naranja concentrado. Cocinar, sin dejar de remover, hasta que se forme una salsa homogénea. Añada los plátanos y cocine, removiendo con cuidado, durante 1 ó 2 minutos, o hasta que se calienten y se cubran uniformemente con la salsa. Servir caliente con almendras fileteadas.

Nutrición: Calorías: 164.3

Grasa: 9,0 gCarbohidratos: 21,4 g Proteínas: 2,3 g Azúcares: 26 g Sodio: 100 mg

Naranjas sanguinas caramelizadas con crema de jengibre

Tiempo de preparación: 10 minutos

Tiempo de cocción: 15 minutos

Porciones: 4

Ingredientes:

2 cucharadas de mermelada de naranja baja en azúcar

1 cucharada de jengibre fresco rallado dividido

4 c. de naranjas sanguinas peladas y cortadas en rodajas

2 cucharadas de azúcar moreno

Cáscara de naranja confitada

½ taza de crema de coco

Direcciones:

Comience por precalentar la parrilla.

En una cacerola pequeña, combine la mermelada de naranja y dos cucharaditas de jengibre fresco. Calentar a fuego lento y remover hasta que la mezcla se licúe ligeramente.

Coloque una fina capa de las naranjas en el fondo de cuatro moldes grandes para hornear y luego úntelas con la mezcla de mermelada. Repita este paso hasta que haya utilizado todas las naranjas. Vierta la mermelada de jengibre restante sobre la parte superior de los moldes.

Espolvoree cada cazuela con azúcar moreno y colóquela bajo la parrilla durante aproximadamente 5 minutos, o hasta que se caramelice.

Servir caliente adornado con crema de coco y piel de naranja confitada, si se desea.

Para hacer la crema de coco: Coge una lata de leche de coco pura y sin azúcar y métela en la nevera durante 24 horas. Saca la lata del frigorífico y saca la crema espesa que se ha depositado en la parte superior. Colóquela en un bol, junto con una cucharadita de jengibre y bata hasta que esté cremosa.

La nutrición:

Calorías: 220,2

Grasa: 10,7 g

Carbohidratos: 32,4 g

Proteínas: 2,4 g

Azúcares: 19,5 g

Sodio: 143,7 mg

Sandía a la parrilla con menta

Tiempo de preparación: 10 minutos

Tiempo de cocción: 10 minutos

Porciones: 4

Ingredientes:

1 cucharada de miel

¼ de taza de menta fresca finamente picada

8 rodajas gruesas de sandía sin pepitas

Direcciones:

Prepare y precaliente una parrilla.

Presione ligeramente las toallas contra las rodajas de sandía para eliminar todo el exceso de humedad posible.

Pincelar ligeramente ambos lados de las rodajas de sandía con miel.

Colocar las rodajas de sandía en la parrilla y asarlas durante aproximadamente 3 minutos por lado, o hasta que estén ligeramente caramelizadas.

Servir caliente, espolvoreado con menta fresca.

La nutrición:

Calorías: 199.2.

Grasa: 2,6 g Carbohidratos: 45,7 g Proteínas: 3,8 g Azúcares: 10,4 g Sodio: 219,8 mg

Ollas de albaricoques caramelizados

Tiempo de preparación: 10 minutos

Tiempo de cocción: 5 minutos

Porciones: 6

Ingredientes:

¼ c. de azúcar blanco

2 cucharaditas de zumo de limón

½ cucharadita de tomillo

3 c. de albaricoques en rodajas

1 cucharada de azúcar moreno

1 taza de queso ricotta parcialmente descremado

1 cucharadita de ralladura de limón

Direcciones:

Precaliente la parrilla de su horno.

Poner los albaricoques en un bol y mezclarlos con el zumo de limón.

En otro bol, combine el queso ricotta, el tomillo y la ralladura de limón. Mezcle bien.

Extienda una capa de la mezcla de ricotta en el fondo de 6 moldes grandes para hornear.

Colocar los albaricoques por encima del queso ricotta en cada uno.

Mezclar el azúcar blanco y el azúcar moreno. Espolvorear uniformemente sobre los albaricoques, evitando en lo posible los grandes terrones de azúcar.

Colocar los ramequines bajo la parrilla durante aproximadamente 5 minutos, o hasta que se caramelicen.

Servir caliente.

La nutrición:

Calorías: 133.6

Grasa: 3,6 g

Carbohidratos: 21,6 g

Proteínas: 5,8 g

Azúcares: 6 g

Sodio: 206 mg

Granizado de mojito de melón

Tiempo de preparación: 10 minutos

Tiempo de cocción: 0 minutos

Porciones: 6

Ingredientes:

¼ de taza de menta fresca picada

¼ de taza de zumo de lima

4 c. de melón cantalupo en cubos

1 c. de néctar de melocotón

Direcciones:

Combine el melón, el néctar de melocotón, el zumo de lima y la menta en una batidora o procesador de alimentos. Mezclar hasta que quede suave.

Coloque la mezcla en un molde metálico poco profundo y métalo en el congelador.

Comprobar la mezcla cada 30 minutos aproximadamente. Con una cuchara o un tenedor, mezcle y raspe la mezcla en cada comprobación, hasta que se forme un granizado. Esto llevará un par de horas.

Sacar del congelador y dejar que se ablande ligeramente antes de servir.

Servir con fruta fresca, si se desea.

Nutrición: Calorías: 55,7 Grasas: 0 g Carbohidratos: 13,8 g Proteínas: 0,8 g Azúcares: 12,5 g Sodio: 3 mg

Paletas de moka

Tiempo de preparación: 10 minutos

Tiempo de cocción: 0 minutos

Raciones: 4-6

Ingredientes:

½ cucharadita de extracto puro de vainilla

2 cucharadas de miel

½ taza de almendras picadas

¼ c. de café expreso frío

2 c. de leche de coco

2 cucharadas de cacao negro en polvo

Direcciones:

En una batidora, combinar la leche de coco, la miel, el cacao en polvo, el café expreso y el extracto de vainilla. Mezclar hasta que esté cremoso.

Verter la mezcla en moldes de polos congelados y espolvorear con almendras.

Colocar en el congelador y congelar durante al menos 4 horas antes de disfrutar.

La nutrición:

Calorías: 317.3

Grasa: 27,3 g Carbohidratos: 17,3 g Proteínas: 4,6 g Azúcares: 5 g Sodio: 26 mg

Tarta de ruibarbo

Tiempo de preparación: 10 minutos

Tiempo de cocción: 20 minutos

Porciones: 12

Ingredientes:

4 c. de ruibarbo picado

8 oz. de queso crema bajo en grasa

1 taza de mantequilla derretida baja en grasa

1 ¼ c. de azúcar de coco

2 c. de harina de trigo integral

1 taza de nueces picadas

1 taza de fresas cortadas en rodajas

Instrucciones: En un tazón, combine la harina con la mantequilla, las pacanas y ¼ de taza de azúcar y revuelva bien.   Transfiera esto para algún molde de pastel, presione bien en para el molde, introduzca dentro del horno y hornee a 350 0F por 20 minutos. En una sartén, combine las fresas con todo el ruibarbo actual, el queso crema y 1 taza de azúcar, revuelva bien y cocine a fuego medio durante 4 minutos. Extienda esto dentro de la corteza de la tarta mientras que dentro de la nevera durante el par de horas antes de cortar y servir. Que lo disfrutes!

Nutrición: Calorías: 162

Grasa: 5 g Carbohidratos: 15 g Proteínas: 6 g Azúcares: 16,6 g Sodio: 411 mg

Barras de bayas sin hornear

Tiempo de preparación: 10 minutos

Tiempo de cocción: 0 minutos

Porciones: 18

Ingredientes:

1 taza de mantequilla de cacahuete natural

¼ de taza de arándanos secos picados

3 c. de avena

¼ de taza de arándanos secos picados

3 cucharadas de miel

Direcciones:

Forrar un molde para hornear con papel encerado o papel pergamino.

Calentar la mantequilla de cacahuete en el microondas durante 10-15 segundos, justo hasta que se ablande y empiece a licuarse. Combine la avena, la mantequilla de cacahuete, la miel, los arándanos y los arándanos en un bol y mézclelo todo. Repartir la mezcla uniformemente en el molde. Métalo en el frigorífico y déjelo cuajar durante 2 horas antes de cortarlo en cuadrados.

Nutrición: Calorías: 145,0 Grasas: 6,4 g Carbohidratos: 17,9 g Proteínas: 4,4 g Azúcares: 17,9 g Sodio: 102,4 mg

Napoleón de frutas tropicales

Tiempo de preparación: 20 minutos

Tiempo de cocción: 0 minutos

Raciones: 6-8

Ingredientes:

1 cucharada de hierba de limón fresca finamente picada

1 c. de mango en cubos

1 cucharadita de extracto de vainilla

1 piña entera pelada y sin corazón

1 taza de coco rallado sin azúcar

2 c. de papaya en cubos

2 c. de nata líquida

Direcciones:

Añadir el extracto de vainilla a la nata montada y batir hasta que esté espesa y cremosa. Incorporar el coco y la hierba de limón. Colocar en el frigorífico para que se enfríe durante al menos 30 minutos.

Cortar la piña en trozos finos y longitudinales, creando "láminas" de piña.

Mezclar el mango y la papaya en un bol.

Coloque un tercio de las hojas de piña en una superficie de trabajo

Extender un tercio de la nata montada sobre la piña.

Se cubre con un poco de mango y papaya. Siga con otra capa de piña, crema y fruta.

Cubrir con una última capa de piña, crema y fruta.

Servir frío y adornar con hierba de limón adicional, si se desea.

La nutrición:

Calorías: 128.5

Grasa: 6,9 g

Carbohidratos: 17,7 g

Proteínas: 1,0 g

Azúcares: 6 g

Sodio: 80 mg

Tarta de jengibre y melocotón

Tiempo de preparación: 10 minutos

Tiempo de cocción: 45 minutos

Porciones: 10

Ingredientes:

5 c. de melocotones en dados

½ c. de azúcar

2 masas para tartas integrales refrigeradas

1 cucharadita de canela

½ taza de zumo de naranja

¼ de taza de jengibre confitado picado

½ taza de almidón de maíz

Direcciones:

Precaliente el horno a 425°F.

Coloque una de las masas para tartas en un molde para tartas de tamaño estándar. Esparza algunos granos de café o frijoles secos en el fondo de la corteza de la tarta para usarlos como peso. Coloque la fuente en el horno y hornéela durante 10-15 minutos, o hasta que esté ligeramente dorada. Sacar del horno y dejar enfriar.

Combine los melocotones, el jengibre confitado y la canela en un bol. Remover para mezclar.

Combinar el azúcar, la maicena y el zumo de naranja en un cazo y calentar a fuego medio hasta que el sirope empiece a espesar.

Verter el almíbar sobre los melocotones y remover para cubrirlos.

Repartir los melocotones en la corteza de la tarta y cubrirla con el resto de la corteza. Dobla los bordes y haz varias hendiduras en la parte superior.

Colocar en el horno y hornear durante 25-30 minutos, o hasta que se dore.

Dejar cuajar antes de cortar.

La nutrición:

Calorías: 289,0

Grasa: 13,1 g

Carbohidratos: 41,6 g

Proteínas: 3,9 g

Azúcares: 22 g

Sodio: 154 mg

Crema de moka y ricotta

Tiempo de preparación: 10 minutos

Tiempo de cocción: 0 minutos

Porciones: 4

Ingredientes:

2 c. de queso ricotta con parte de piel

1 cucharada de espresso en polvo

Migas de galleta de almendra

½ taza de azúcar en polvo

1 cucharada de cacao oscuro en polvo

1 cucharadita de extracto puro de vainilla

Direcciones:

Combine el queso ricotta, el azúcar en polvo, el café en polvo, el cacao en polvo y el extracto de vainilla en un bol.

Con una batidora eléctrica, batir hasta que esté cremoso.

Tapar y refrigerar durante al menos 4 horas.

Servir en platos individuales, adornados con migas de galleta, si se desea.

Nutrición: Calorías: 230,6 Grasas: 9,9 g Carbohidratos: 22,0 g Proteínas: 14,3 g Azúcares: 3,2 g Sodio: 166 mg

Parfait fresco

Tiempo de preparación: 10 minutos

Tiempo de cocción: 0 minutos

Porciones: 6

Ingredientes:

4 pomelos pelados y picados

2 cucharaditas de ralladura de lima

4 c. de yogur descremado

2 cucharadas de zumo de lima

1 cucharada de menta picada

3 cucharadas de estevia

Direcciones:

En un bol, combina el yogur con la estevia, el zumo de lima, la ralladura de lima y la menta y remueve.

Dividir los pomelos en tazas pequeñas, añadir la mezcla de yogur en cada una y servir.

Que lo disfrutes.

Nutrición: Calorías: 200 Grasas: 3 g Carbohidratos: 15 g Proteínas: 10 g Azúcares: 20 g Sodio: 13 mg

Ambrosía de almendras tostadas

Tiempo de preparación: 10 minutos

Tiempo de cocción: 20 minutos

Raciones: 2

Ingredientes:

½ taza de almendras fileteadas

½ taza de coco rallado y sin azúcar

3 tazas de piña cortada en cubos - 5 naranjas en segmentos

1 plátano, cortado por la mitad a lo largo, pelado y en rodajas

2 manzanas rojas sin corazón y cortadas en dados

2 cucharadas de crema de jerez

Hojas de menta, frescas para adornar

Instrucciones: Comienza calentando tu horno a 325, y luego saca una bandeja para hornear. Tuesta las almendras durante diez minutos, asegurándote de que están repartidas uniformemente. Pásalas a un plato y luego tuesta el coco en la misma bandeja. Tuesta durante diez minutos. Mezcla el plátano, el jerez, las naranjas, las manzanas y la piña en un bol. Divida la mezcla en cuencos y cubra con el coco y las almendras. Decora con menta antes de servir.

Nutrición: Calorías: 177 Proteínas: 3,4 Gramos Grasas: 4,9 Gramos Carbohidratos: 36 Gramos Sodio: 13 mg Colesterol: 11 mg

Albóndigas de manzana

Tiempo de preparación: 10 minutos

Tiempo de cocción: 30 minutos

Porciones: 4

Ingredientes:

La masa:

1 cucharada de mantequilla

1 cucharadita de miel cruda

1 taza de harina de trigo integral

2 cucharadas de harina de trigo sarraceno

2 cucharadas de copos de avena

2 cucharadas de brandy o licor de manzana

Relleno:

2 cucharadas de miel cruda

1 cucharadita de nuez moscada

6 manzanas ácidas, cortadas en rodajas finas

1 limón pelado

Direcciones:

Poner el horno a 350.

Saque un procesador de alimentos y mezcle la mantequilla, las harinas, la miel y la avena hasta que se forme una mezcla desmenuzable.

Añadir el brandy o el licor de manzana, pulsando hasta que se forme una masa.

Sellar en un plástico y ponerlo en la nevera durante dos horas.

Mezcle las manzanas con la ralladura de limón, la miel y la nuez moscada.

Haz con la masa una hoja de un cuarto de pulgada de grosor. Corta círculos de ocho pulgadas, colocando cada círculo en una bandeja para muffins que haya sido engrasada.

Presiona la masa hacia abajo y luego rellénala con la mezcla de manzanas. Dobla los bordes y pínchalos para cerrarlos. Asegúrate de que queden bien cerrados.

Hornear durante media hora hasta que se dore y servir rociado con miel.

La nutrición:

Cal ories: 178

Proteínas: 5 gramos

Grasa: 4 gramos

Carbohidratos: 23 gramos

Sodio: 562 mg

Colesterol: 61 mg

Biscotti de albaricoque

Tiempo de preparación: 25 minutos

Tiempo de cocción: 25 minutos

Porciones: 4

Ingredientes:

2 cucharadas de miel oscura

2 cucharadas de aceite de oliva

½ cucharadita de extracto de almendra

¼ de taza de almendras, picadas en trozos grandes

2/3 de taza de albaricoques secos

2 cucharadas de leche, 1% y baja en grasa

2 huevos ligeramente batidos

¾ de taza de harina de trigo integral

¾ de taza de harina multiuso

¼ de taza de azúcar moreno, envasado firme

1 cucharadita de polvo de hornear

Direcciones:

Comience por calentar el horno a 350, y luego mezcle el polvo de hornear, el azúcar moreno y las harinas en un bol.

Bata el aceite de canola, los huevos, el extracto de almendras, la miel y la leche. Mezclar bien hasta formar una masa suave. Incorpore los albaricoques y las almendras.

Ponga la masa en un envoltorio de plástico y extiéndala hasta obtener un rectángulo de doce pulgadas de largo y tres de ancho. Coloque esta masa en una bandeja para hornear y hornee durante veinticinco minutos. Debería estar dorada. Deje que se enfríe y córtelo en rebanadas de ½ pulgada de grosor y hornee durante otros quince minutos. Debe quedar crujiente.

La nutrición:

Calorías: 291

Proteínas: 2 gramos

Grasa: 2 gramos

Carbohidratos: 12 gramos

Sodio: 123 mg

Colesterol: 21 mg

Tarta de manzana y bayas

Tiempo de preparación: 10 minutos

Tiempo de cocción: 30 minutos

Porciones: 4

Ingredientes:

Relleno:

1 taza de arándanos frescos

2 tazas de manzanas picadas

1 taza de frambuesas frescas

2 cucharadas de azúcar moreno

1 cucharadita de ralladura de limón

2 cucharaditas de zumo de limón fresco

½ cucharadita de canela molida

1 ½ cucharadas de almidón de maíz

La cobertura:

¾ de taza de harina integral de repostería

1 ½ cucharadas de azúcar moreno

½ cucharadita de extracto de vainilla puro

¼ de taza de leche de soja

¼ de cucharadita de sal marina fina

1 clara de huevo

Direcciones:

Pon el horno a 350 y saca seis moldes pequeños. Engrásalos con spray de cocina.

Mezcla en un bol el zumo de limón, la ralladura de limón, los arándanos, el azúcar, la canela, las frambuesas y las manzanas.

Incorpore la maicena, mezclando hasta que se disuelva.

Batir la clara de huevo en otro bol, mezclándola con el azúcar, la vainilla, la leche de soja y la harina de repostería.

Divida la mezcla de bayas entre los moldes y cubra con la cobertura de vainilla.

Ponga los moldes en una bandeja de horno y hornéelos durante treinta minutos. La parte superior debe estar dorada antes de servir.

La nutrición:

Calorías: 131

Proteínas: 7,2 gramos

Grasa: 1 gramo

Carbohidratos: 13,8 gramos

Sodio: 14 mg Colesterol: 2,1 mg

Conclusión:

Ahora ya sabe todo lo que necesita para disfrutar de los beneficios de la dieta DASH. No hay razón para enfrentarse sólo a la hipertensión, pero recuerda que incluso con su cambio dietético, seguirás necesitando cualquier medicación que te prescriba tu médico, así como tendrás que hacer ejercicio regularmente para mantener tu salud y aprovechar todos los beneficios. Con el ejercicio regular y una alimentación saludable, un enfoque dietético para detener la hipertensión es manejable. No deje que la hipertensión gobierne su vida. Recupere el control de su vida tomando primero el control de su dieta.

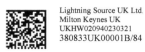

Lightning Source UK Ltd.
Milton Keynes UK
UKHW020940230321
380833UK00001B/84